Super Dieta da LUA

PERCA ATÉ 10kg em 30 DIAS!

ALEXANDRE CAVALCANTI

Índice

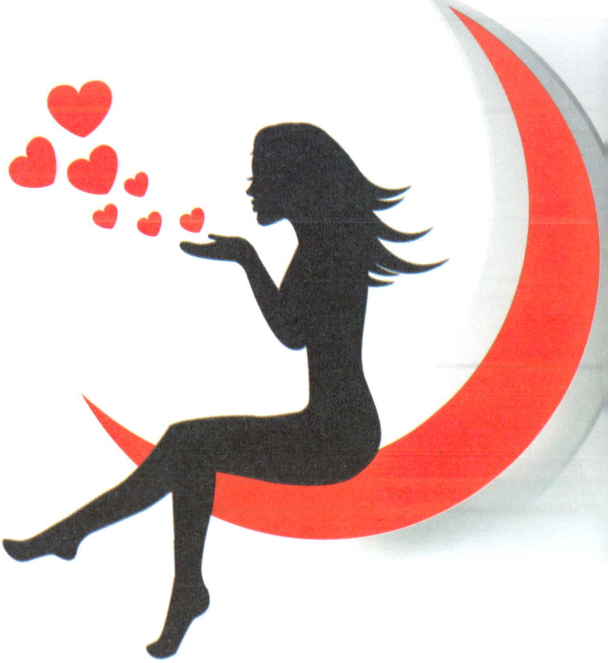

Editorial

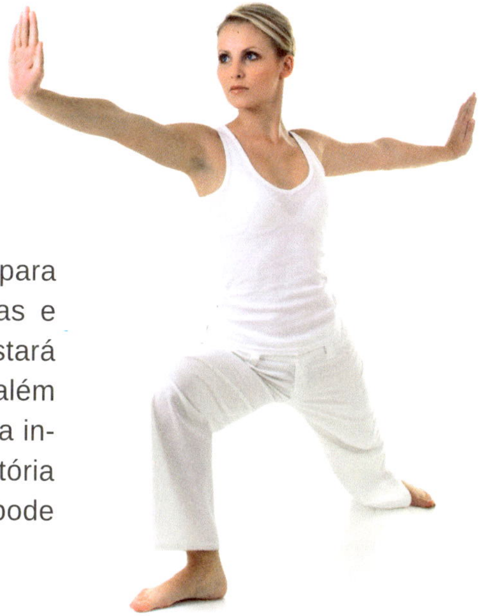

A lua sempre foi motivo de fascinação para todos nós. Protagonista em poemas e histórias de amor, a lua sempre estará no imaginário popular. Mas ela vai além de ser simplesmente nosso satélite natural, sua influência sobre as águas do nosso planeta é notória e essencial para a vida. Mais que isso, a lua pode ajudar você com a perda de peso.

Nesta edição da série Super Dietas, trazemos para você a famosa Dieta da Lua. Essa dieta ficou muito famosa no Brasil nos anos 1990 e até hoje vem arrebatando adeptos. A proposta dessa dieta é fazer com que você possa perder peso de forma rápida e saudável.

"A estrutura da Dieta da Lua é baseada nas fases lunares: lua nova, lua crescente, lua cheia e lua minguante."

Assim, a Dieta da Lua lhe propõe um programa de emagrecimento que, além da perda de peso, promete limpar seu organismo de todo tipo de toxinas nocivas, fazendo com que ele trabalhe mais e melhor. Os resultados podem ser vistos já no primeiro dia de dieta — isso sem contar a melhoria da pele e dos cabelos ao longo de todo o período de 30 dias. Por meio de uma alimentação balanceada ao longo de todo o período, complementada por atividades físicas, você vai perder medidas rapidamente e beneficiar seu organismo de uma só vez. Vamos mostrar a você como essa dieta funciona, de que modo introduzi-la em seu cotidiano, seus benefícios e, por fim, vamos dar sugestões de cardápios e várias receitas de saladas saborosas, cremes, sopas e sucos.

Boa leitura!

Alexandre Cavalcanti
Editor responsável

A Dieta da LUA

CADA FASE DA LUA AFETA NOSSA VIDA DE FORMA MUITO POSITIVA.

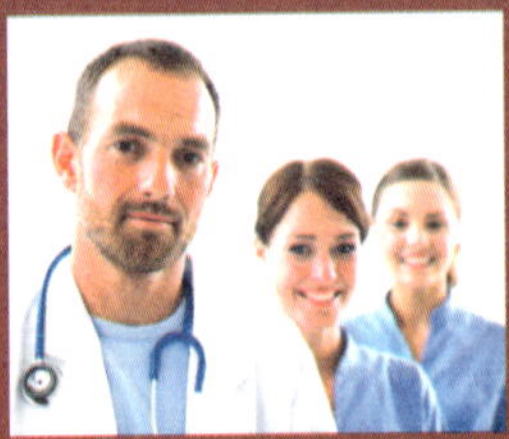

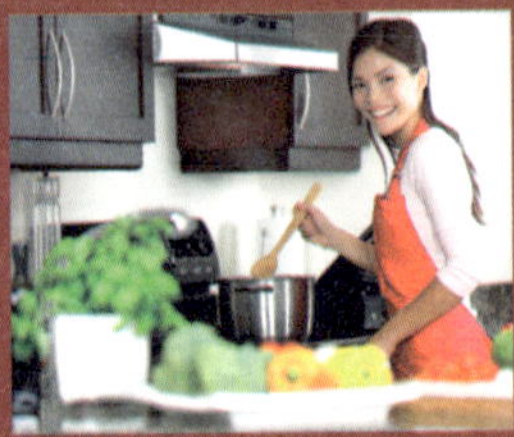

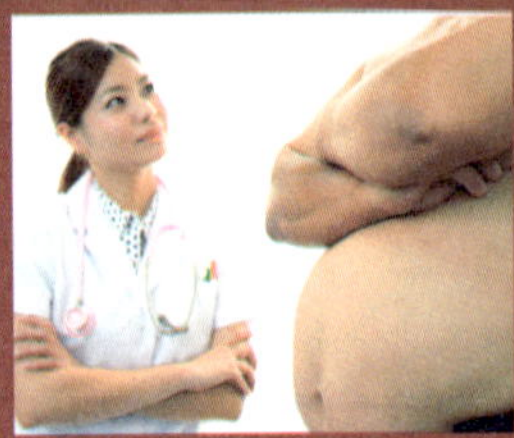

Em especial, a lua nova e a cheia são ótimas oportunidades para tomar a influência da lua sobre o nosso corpo, de modo a fazer com que se perca peso e desintoxique. Para manter o peso e não recuperar os quilinhos extras perdidos durante a fase de jejum na lua nova e na cheia, é altamente recomendado que se faça uma dieta de manutenção bem equilibrada conduzida por um nutricionista.

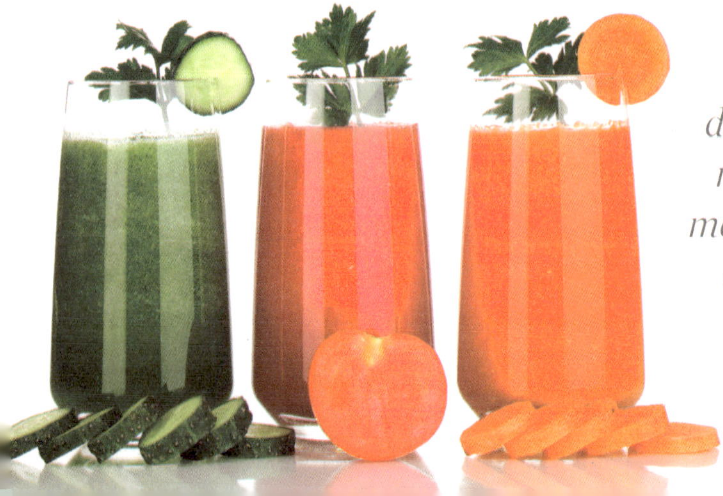

> *"Para não recuperar os quilos perdidos durante a fase de jejum, é necessário uma dieta de manutenção conduzida por um nutricionista."*

O que é a Dieta da LUA?

A DIETA DA LUA É UMA DIETA ELABORADA PARA PERDER PESO DE FORMA RÁPIDA E SE BASEIA NAS FASES DA LUA.

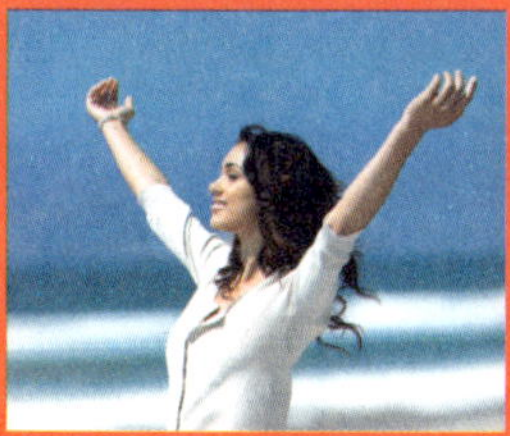

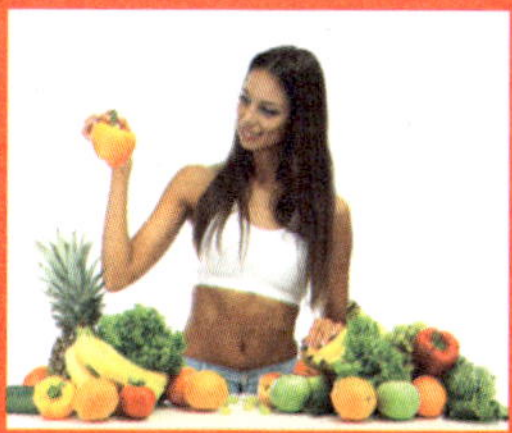

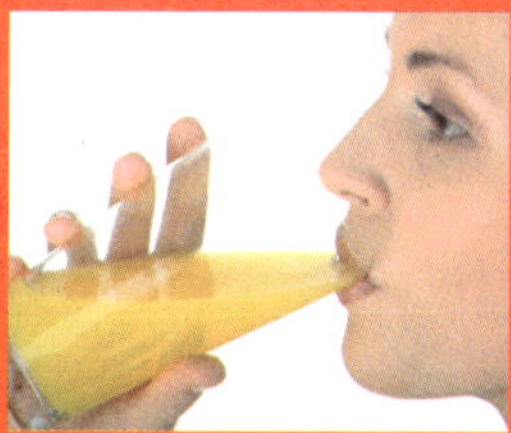

No primeiro dia de cada mudança de fase, pelas próximas 24 horas, você deverá consumir apenas líquidos. No total, serão 2 dias (Cheia e Nova) restritos apenas a líquidos e mais 2 dias (Crescente e Minguante) quando se deve continuar a tomar líquidos, mas são permitidos alguns alimentos sólidos. No restante dos dias do mês, sua alimentação deve ser equilibrada e deve-se evitar frituras e refrigerantes, por exemplo. Ou seja, qualquer alimento calórico ou muito açucarado deve ser retirado da sua despensa.

Outra fator dessa dieta é que se deve beber bastante água durante todo o período da dieta, pelo menos 2 litros todos os dias, inclusive no dia em que se consome apenas líquidos. A promessa dessa dieta é que você possa perder até 10 quilos em 30 dias.

“A Dieta da Lua promete fazer você perder até 10 quilos em um mês.”

Como a Lua nos
INFLUENCIA

A LUA É O NOSSO SATÉLITE NATURAL E UM DOS MAIORES SÍMBOLOS DA NOSSA CULTURA. DESDE QUE NOSSA ESPÉCIE CAMINHA POR ESTE PLANETA, ELA É UM ÍCONE DE MISTÉRIO E FASCINAÇÃO.

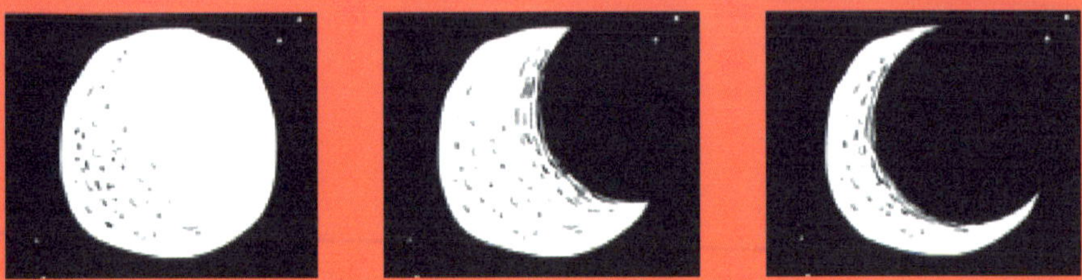

A lua influencia os amantes e é responsável por uma curiosa tradição que diz que devemos cortar os cabelos durante a fase crescente, entre outras crenças. Se coisas assim são verdade ou não, é difícil dizer, mas, de uma forma ou de outra, existe uma série de estudos científicos que mostram quanto a lua de fato tem influência sobre todos nós.

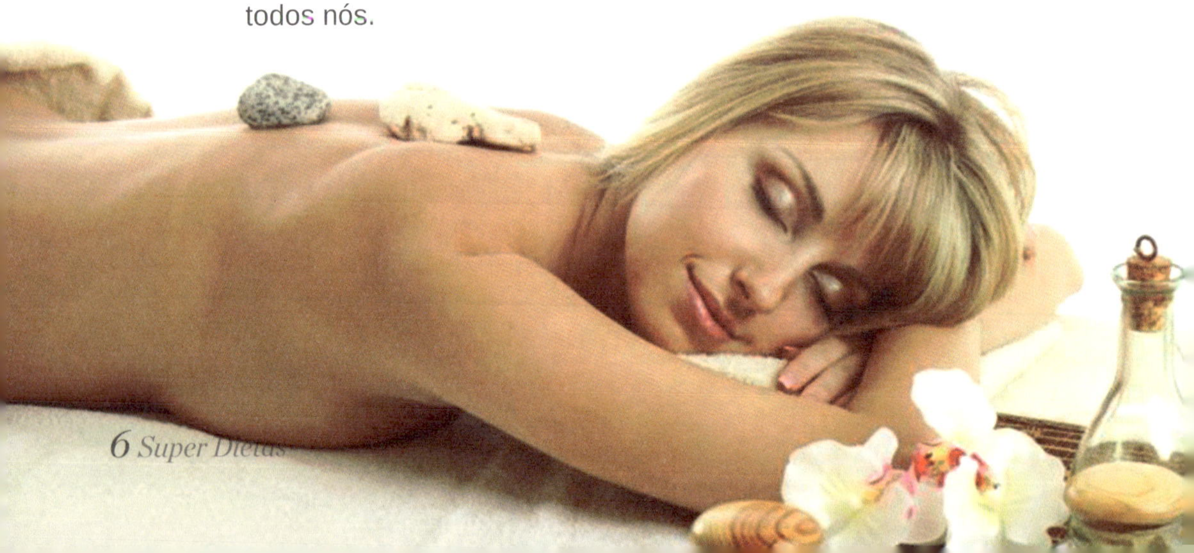

> *“Celebridades e a lua – A Dieta da Lua fez muito sucesso no Brasil, principalmente nos anos 1990, mas até hoje ela é usada por anônimos e famosos. Dois exemplos são a cantora Madonna e a atriz Demi Moore, que utilizam a dieta sempre que querem secar as gordurinhas.”*

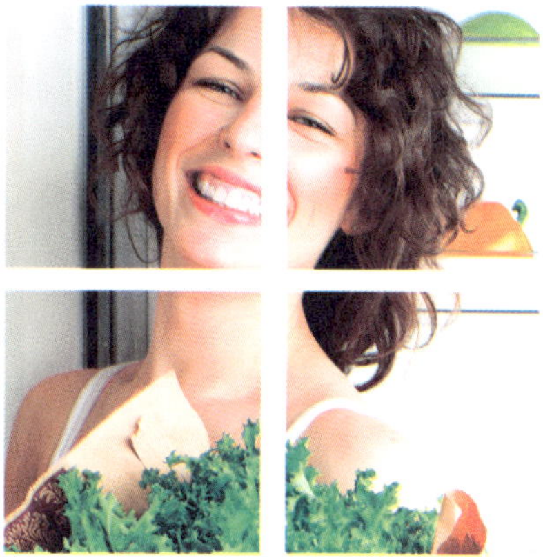

O ponto mais importante é o fato de a lua ter ação direta em relação à maré. Como ela tem esse poder sobre as águas da Terra, não seria diferente sua ligação com os líquidos do nosso corpo. Sabe aquela sensação de inchaço que você sente algumas vezes? Repare em que fase da lua está. Durante o período da lua cheia, acontece um aumento de tensão, fazendo com que o corpo retenha líquidos, de forma bem semelhante ao que acontece com a maré. Outros estudos indicam que as fases cheia e nova também afetam nosso cérebro, fazendo com que, nesses períodos, as pessoas se sintam mais agressivas e predispostas ao mau humor.

Diz-se que a lua cheia também afeta diretamente o coração, acelerando seu ritmo, já que nessa fase o fluxo sanguíneo está sob seus efeitos.

Os efeitos da lua podem ser psicológicos e físicos. A alimentação, os assuntos cotidianos e o nosso dia a dia, de uma forma geral, sofrem influência do astro. A lua tem seu princípio feminino, por isso sua sensibilização é muito maior nas mulheres. De acordo com a astrologia, pessoas que tem a lua, o sol e o ascendente em Câncer – que é regido pela lua – notam melhor sua influência na mente e no corpo. Se você se enquadra nessa categoria, fique atenta e perceba como a lua age sobre você.

Cada fase da lua manifesta um tipo de energia própria, o conhecimento de suas características pode nos ajudar a nos sintonizar com sua força e usufruir de seus benefícios.

As VANTAGENS

A PRINCIPAL VANTAGEM DESSA DIETA É A POSSIBILIDADE DE PERDER ATÉ TRÊS QUILOS EM LÍQUIDO A CADA DIA. MAS VALE DIZER QUE ESSA MEDIDA DE PERDA DE PESO VAI DEPENDER MUITO DO SEU ORGANISMO, DAS ATIVIDADES FÍSICAS PRATICADAS E DA SUA DISCIPLINA.

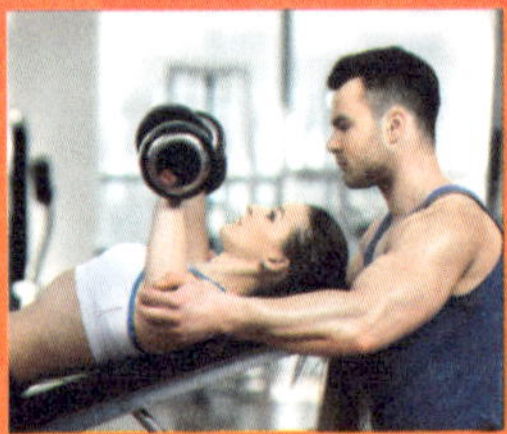

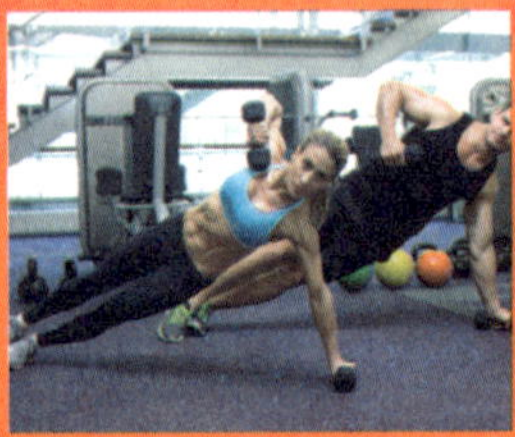

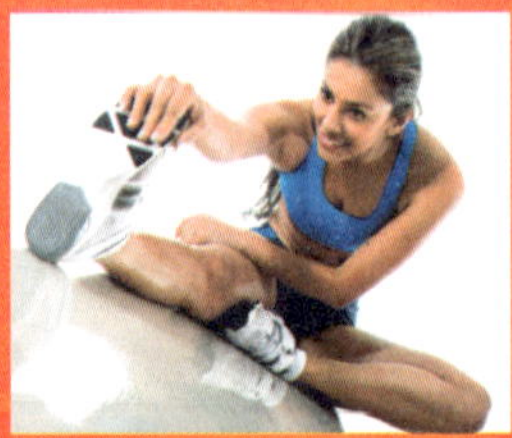

Além desse potencial de perda de peso, a Dieta da Lua é uma ótima forma de desintoxicar o corpo e melhorar a imunidade. Além disso, você pode usá-la para perder peso extra ou até turbinar os efeitos de uma dieta que já está em andamento. Se o seu estilo de vida é daqueles corridos e não existe tempo para preparar alimentos especiais ou não consegue se alimentar nos horários determinados, essa dieta é uma forma muito eficaz de perder peso rapidamente e manter seu plano de dieta principal.

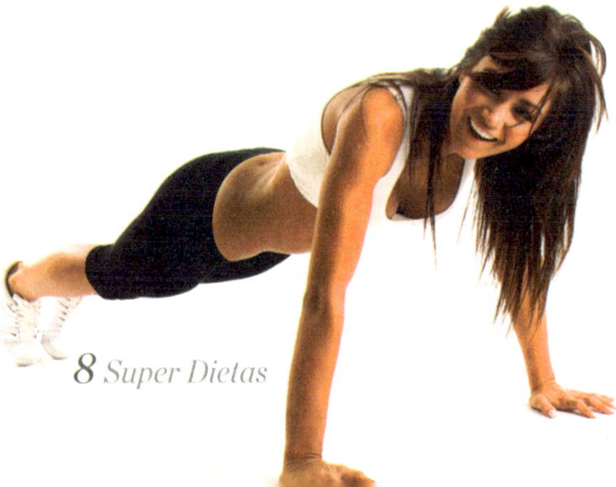

“Recomenda-se a Dieta da Lua para desintoxicar e melhorar a imunidade do organismo.”

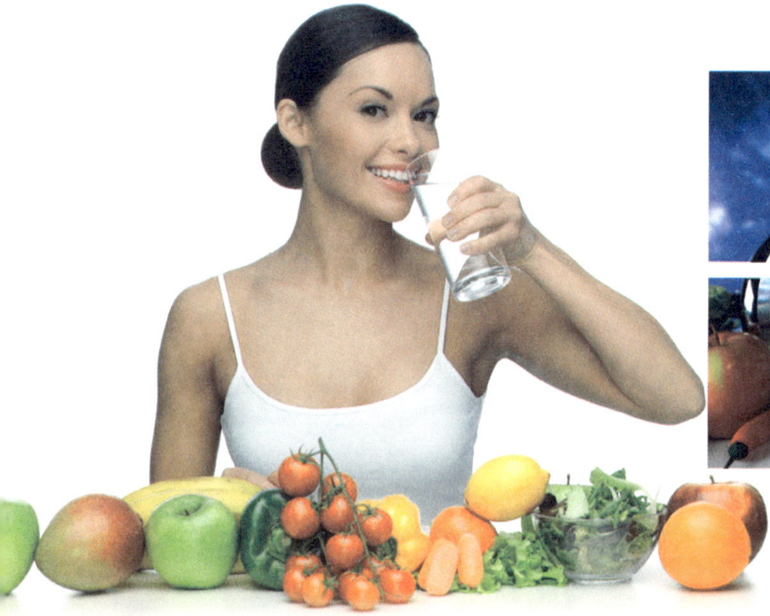

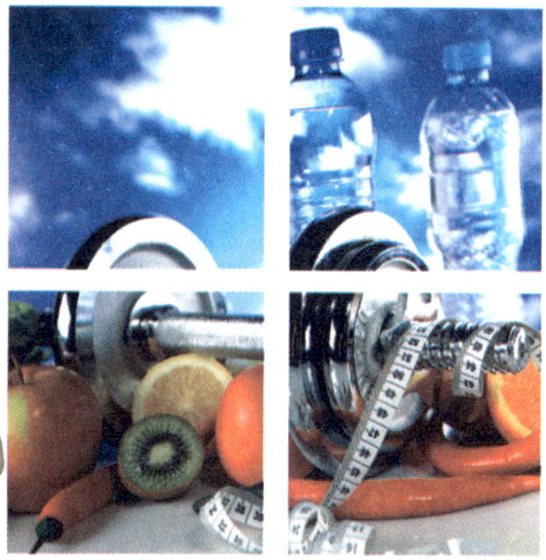

Como a lua é feminina, o poder dessa dieta nas mulheres é ainda mais notável. Ela permite que o sistema digestivo consiga "descansar" e ajuda o fígado a metabolizar muito bem as substâncias nocivas. Isso cria um efeito desintoxicante surpreendente. O reflexo disso no corpo feminino se percebe através da diminuição da acne, melhora nas condições da pele e luminosidade para os cabelos.

Mesmo com todos os benefícios notados pela Dieta da Lua, recomenda-se que você fale com o seu médico ou nutricionista antes de iniciar qualquer dieta.

Outros benefícios da Dieta da Lua:

- ✓ **Ela é também uma dieta detox** – Reservar um dia da semana para se alimentar de líquidos ajuda o corpo a eliminar de forma eficiente todas as toxinas prejudiciais.
- ✓ **Resultado rápido** – Por exemplo, se você tem uma ocasião especial e deseja obter uma silhueta melhor, a Dieta da Lua se torna uma opção válida.
- ✓ **Sem contraindicação** – Você pode fazer a Dieta da Lua de forma segura, contanto que, após o período desejado de dieta, você mantenha de forma equilibrada seus hábitos alimentares.

A relação da lua com a perda de PESO

SE VOCÊ ESTIVER SE PERGUNTANDO O QUE TEM UMA COISA A VER COM A OUTRA, SAIBA QUE A CAPACIDADE DO NOSSO CORPO DE ABSORVER ÁGUA INFLUENCIA MUITO NA PERDA DE PESO.

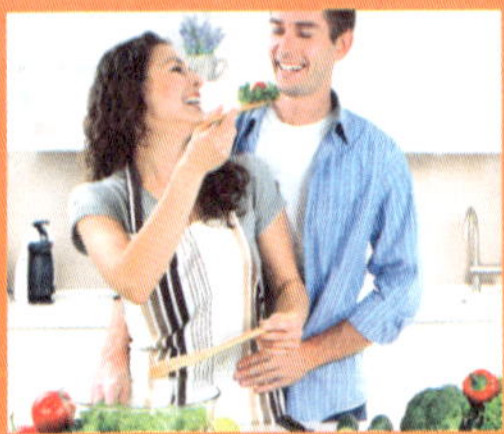

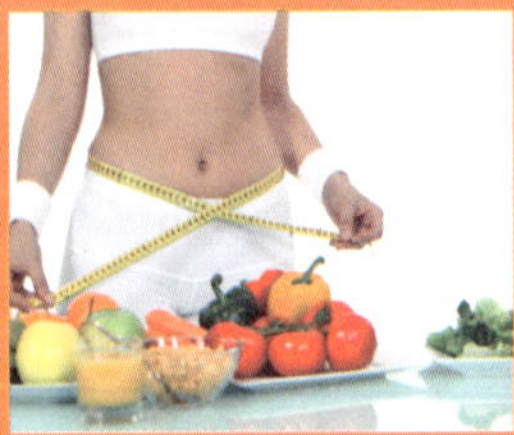

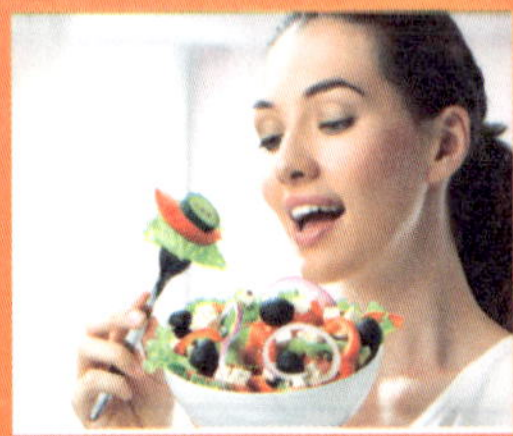

Isso está ligado à força de atração que a lua tem sobre os líquidos, em especial quando suas fases se alteram. Ou seja, essa dieta é baseada na teoria de que os fluídos no nosso organismo tendem a seguir o mesmo ritmo da maré, que, como você já sabe, são regidas de acordo com a influência da lua. Afinal, nosso corpo é composto por cerca de 60% de água. O emagrecimento alcançado pela Dieta da Lua não se determina apenas porque você não vai ingerir sólidos por um dia, mas também devido a toda a desintoxicação do organismo, que acaba por auxiliar no emagrecimento.

"A Dieta da Lua se processa também pela desintoxicação, que ajuda no emagrecimento."

Talvez você ouça outras pessoas falarem que você só vai perder líquidos e não gordura. Sim, isso é verdade. Por meio dessa dieta você vai eliminando líquidos, mas, dessa forma, você também limpará seu organismo de toxinas, fazendo uma verdadeira faxina interna. Isso fará com que seu metabolismo se estabilize e volte pleno de suas funções, ajudando muito na posterior perda de gordura.

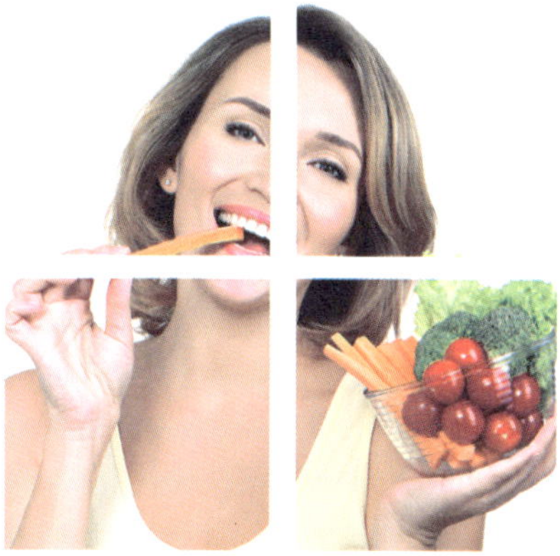

Como dissemos anteriormente, nos dias de jejum, você poderá perder até três quilos em um dia. A boa notícia é que eles não são facilmente recuperados. Com a eliminação de líquidos e a limpeza do organismo, o acúmulo de colesterol será bem menos nos dias que se seguirem. É bom dizer que não estamos falando de mágica, visto que os resultados podem variar de pessoa para pessoa devido a seus hábitos alimentares e constituição física. O que podemos levar como fato é que, se você tiver determinação e continuar levando uma dieta equilibrada e saudável, aliada à prática de atividades físicas, você não só perderá o peso que deseja como terá ainda mais disposição para a vida.

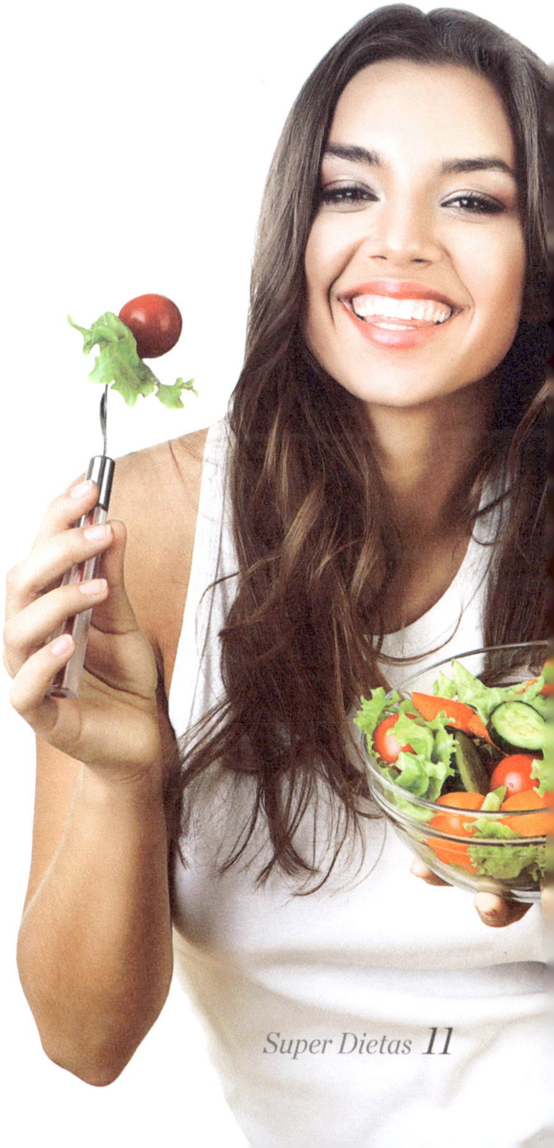

As fases da lua que mais favorecem a perda de peso são a cheia e a nova. As fases crescente e minguante são chamadas de fases de manutenção porque não favorecem tanto a perda de peso, mas os fatores desintoxicantes permanecem.

É importante que você se pese antes de iniciar a dieta e após o término para verificar seus resultados.

Essa não é uma dieta perigosa, é apenas uma forma rápida de perder peso em períodos de 24 horas, mas, antes de iniciar qualquer dieta, é sempre bom que você procure um profissional especializado para auxiliá-la.

Por que é tão importante beber ÁGUA *durante a dieta?*

DEVIDO À ÁGUA SER TÃO IMPORTANTE PARA NOSSA VIDA, EXISTE MAIS DE UMA RESPOSTA PARA ESSA PERGUNTA.

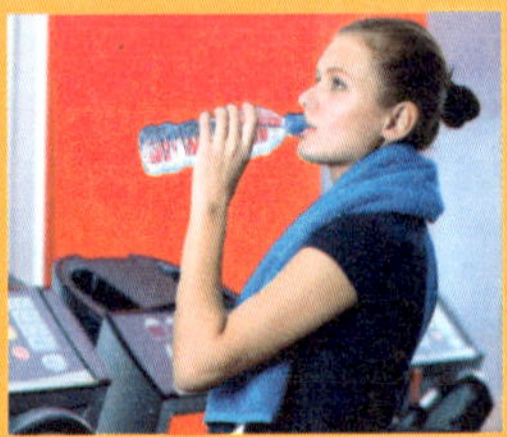

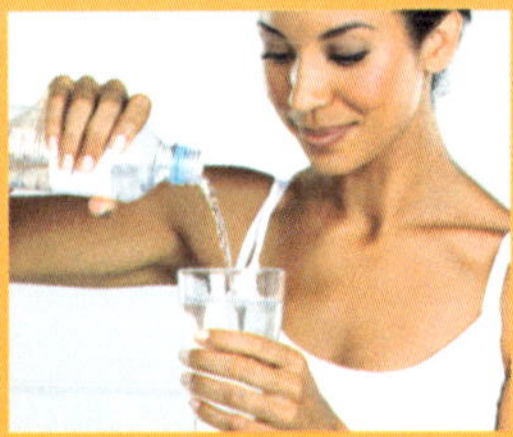

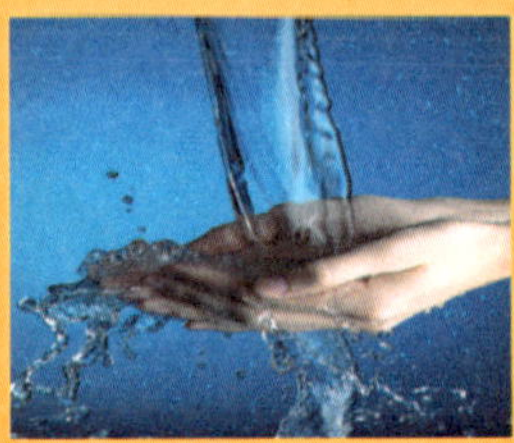

✓ A água metaboliza a gordura armazenada

Os rins ficam prejudicados quando não se bebe a quantidade ideal de água. Quando eles não funcionam como se deve, o fígado acaba sendo sobrecarregado. A correta função hepática é fundamental para a perda de peso, e, se o fígado tiver que trabalhar por dois, os rins não conseguem exercer sua função corretamente. Como resultado, o fígado metaboliza menos gordura, mais gordura é armazenada no corpo e a perda de peso reduz a velocidade ou estagna.

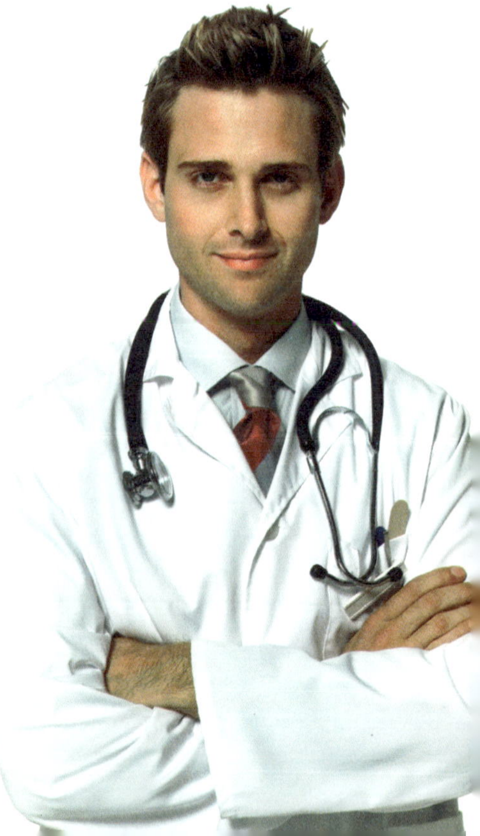

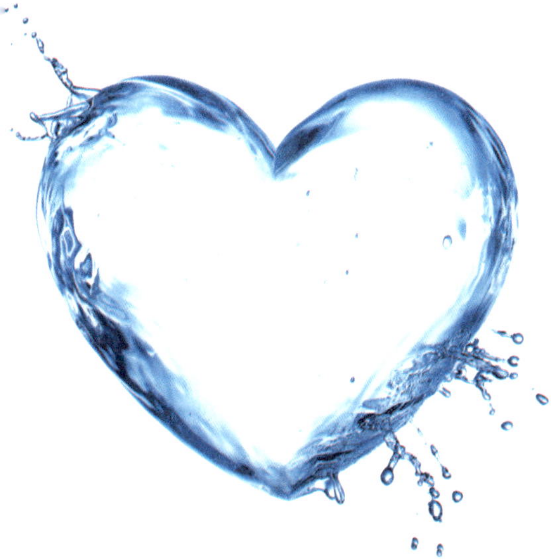

✓ Água limpa o corpo

Durante uma dieta, o corpo acaba eliminando uma série de resíduos que não são úteis para o organismo. Além disso, são eliminados açúcares, gorduras e toxinas. A ingestão de pelo menos dois litros de água diariamente ajuda o corpo a se limpar, favorecendo o emagrecimento.

> *É científico: estudo publicado na revista* American Journal of Clinical Nutrition *assegura que a ingestão de água reforça os efeitos de uma dieta de emagrecimento.*

✓ É um diurético natural

Muitas pessoas que sofrem com retenção de líquidos logo procuram soluções de diuréticos sintéticos para resolver esse problema. Mas é bom saber que existe uma maneira muito mais barata e saudável que é beber água. É isso mesmo, pode parecer estranho, mas beber bastante água pode solucionar a retenção de líquidos.

A explicação para isso se dá pelo fato de que, quando você não bebe água suficiente, seu organismo acredita que você "está em perigo" e sem acesso a água. Por conta disso, ele retém cada gota d'água. Ao tomar bastante líquidos, o corpo se sente seguro e acaba liberando todo o excesso de líquidos retidos. Ou seja, beba água sempre. Simples e saudável!

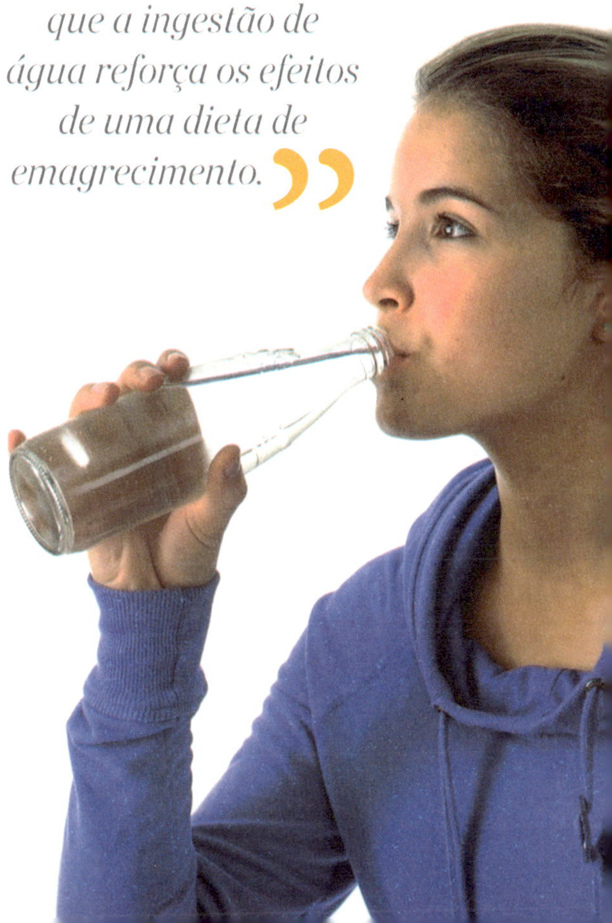

> *Com água suficiente, o bom funcionamento dos intestinos se restaura e até melhora.*

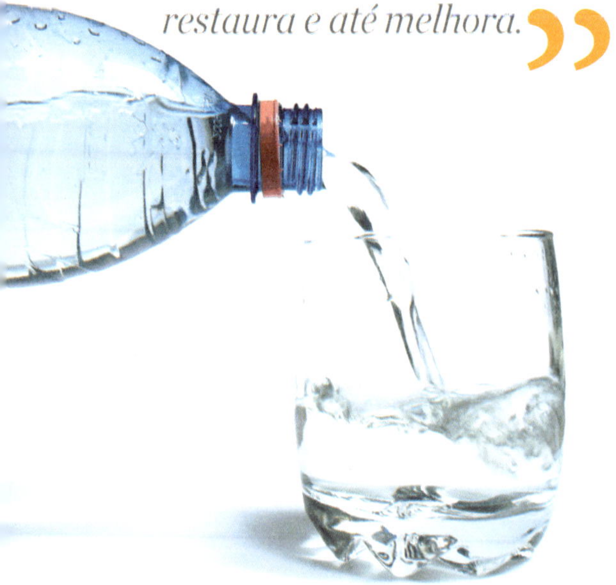

✓ É um laxante natural

Quando o corpo não recebe toda a água que precisa para funcionar corretamente, alguns recursos internos são prejudicados. Se o cólon fica seco, as fezes também secam, prejudicando seu movimento e causando constipação, gases, inchaço e dores. Com água suficiente, o bom funcionamento dos intestinos se restaura e até melhora.

✓ A água é o suco da vida

A água compõe os sucos gástricos, pancreáticos e a bile, substâncias que são produzidas no pâncreas e no estômago. Esses líquidos são primordiais para o processo de digestão dos alimentos, gerando energia para vivermos bem.

✓ Mantém a saúde do sangue

A velocidade com que os nutrientes essenciais ao nosso organismo são transportados através do sangue depende da água. Ela é 95% do plasma, conhecido como a parte líquida do sangue.

✓ Protege o cérebro

Existem finas e delicadas membranas que envolvem o cérebro chamadas meninges. Elas são lubrificadas pelo liquor, um líquido claro, composto de água e que tem a função de amortecer os impactos no cérebro caso o crânio receba algum trauma.

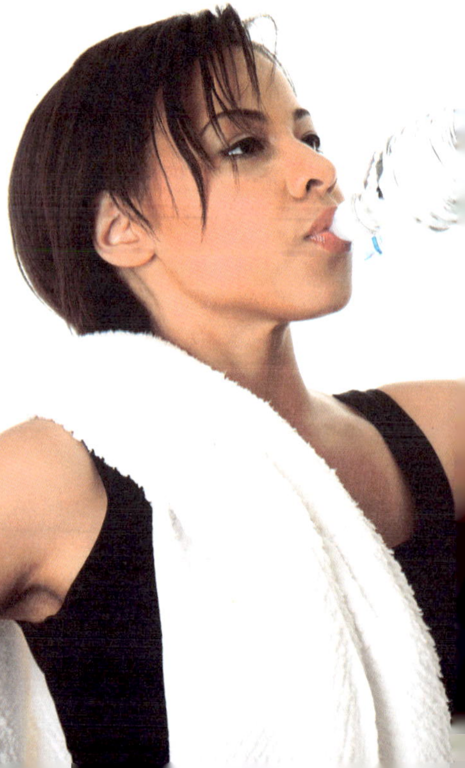

✓ Lubrificante do corpo

A água está presente também nos fluidos que estão em todas as articulações do corpo. Assim, esses líquidos são como lubrificantes que evitam o excesso de atrito entre os ossos.

> *"A simples ingestão do líquido dá uma sensação física de saciedade e provoca a aceleração do metabolismo."*

Atenção

Tudo é bom, desde que com moderação. Estamos dizendo que é necessário sempre tomar dois litros de água por dia, mas você nunca deve beber essa quantidade de uma vez, isso pode prejudicar muito a sua saúde.

Os dois litros têm de ser distribuídos ao longo do dia. Vale dizer que você não precisa necessariamente beber apenas água, pode ser incluso nesses dois litros chás e sucos naturais sem açúcar. O importante é se hidratar sempre.

Que tipo de água beber?

Muita gente se pergunta se pode beber água gaseificada, aromatizada, entre outras. O ideal é não beber nada que contenha quaisquer aditivos que podem fazer a água deixar de ser água natural. Evite água da torneira, porque por mais que ela seja limpa, ainda pode conter metais pesados que prejudicam sua saúde. Instale um filtro na torneira ou adquira um filtro de barro, por exemplo.

Procure tomar água mineral de marcas em que você confia. Prefira também guardar sua água em recipientes de vidro, pois os de plástico podem liberar elementos químicos que prejudicam a pureza da água. Outra boa substituição à água são os sucos naturais ou chás de ervas.

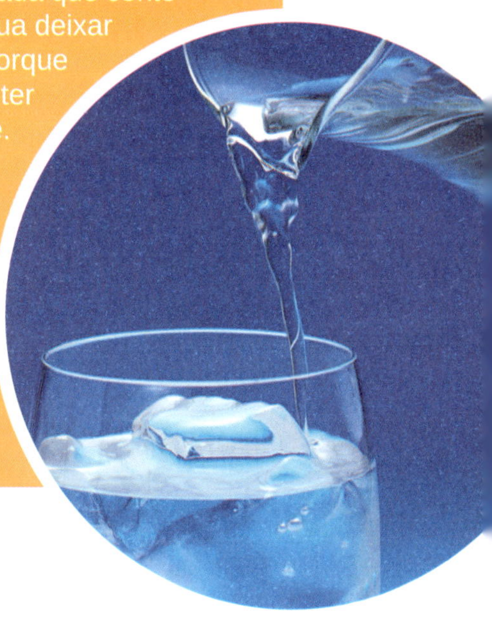

Como fazer a Dieta da LUA

COMO A FASE DA LUA INFLUENCIA SEU ORGANISMO NA PERDA DE PESO.

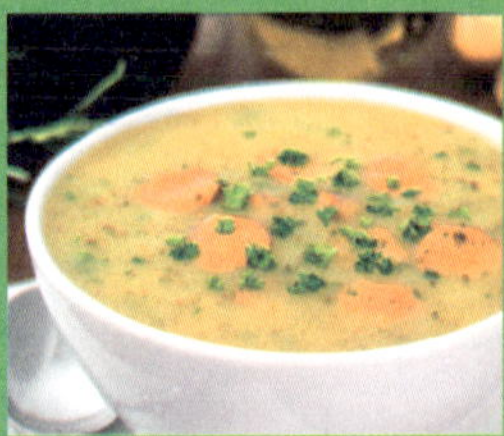
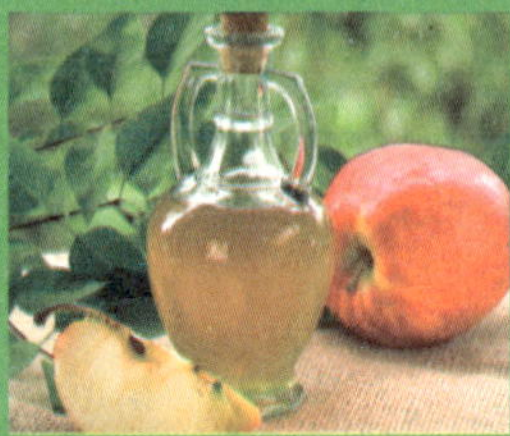
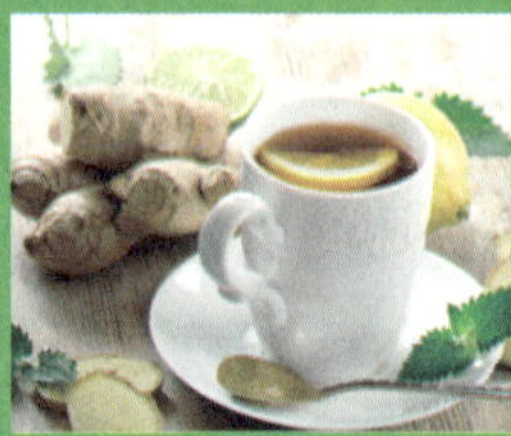

✓ Lua Nova

Essa fase inspira a adoção de mais controle alimentar através de mudanças nos hábitos alimentares, além de estimular a adoção de atividades físicas.

✓ Lua Cheia

Essa fase faz com que o corpo, naturalmente, retenha líquidos. Dessa forma, deve-se ter mais consciência alimentar para não ganhar peso.

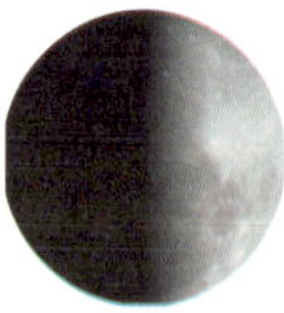

✓ Lua Crescente

Há de se ter certo cuidado nessa fase, já que, como seu próprio nome sugere, é uma fase em que o ganho de peso é mais fácil.

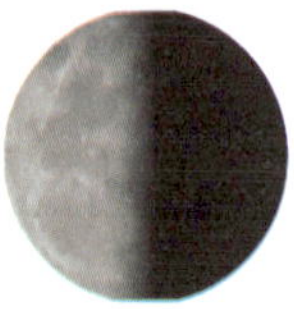

✓ Lua Minguante

Nessa fase a perda de líquidos é grande, consequentemente é ótima para se livrar das toxinas e do peso extra.

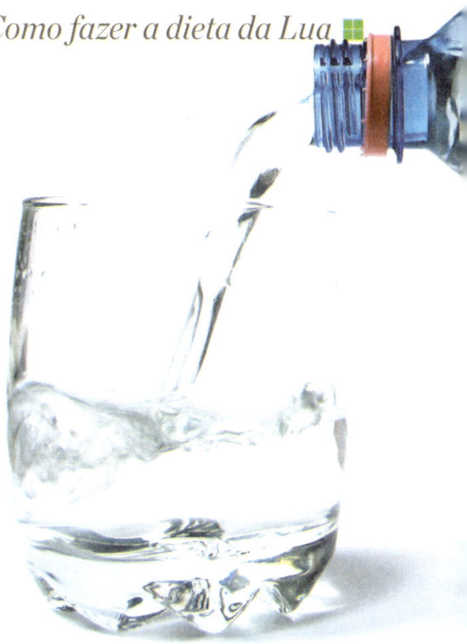

É imperativo que não se consuma nenhum alimento sólido durante o período de 24 horas que segue a mudança de fase da lua. Você deve abusar de água, chás, sucos naturais, sopas batidas, caldos e iogurtes. O ideal é que se consuma sucos entre as refeições e sopas ou caldos no almoço e jantar.

✓ Água

Beba pelo menos 2 litros, principalmente nas 24 horas após a mudança de fase.

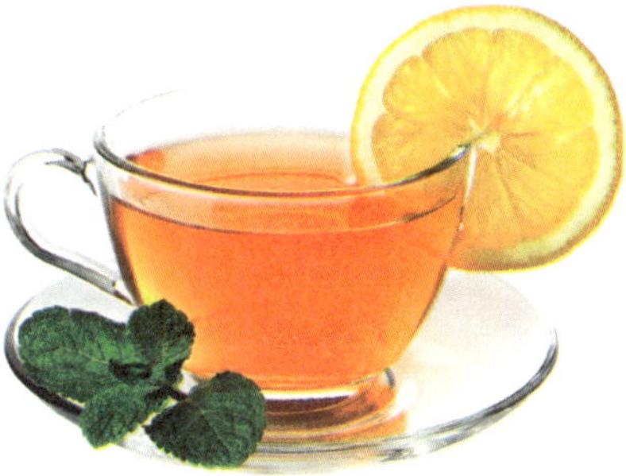

✓ Chás

Dê preferência a chás de ervas naturais. O mais recomendado é o chá verde, mas também pode ser mate. Você pode consumi-los em temperatura quente ou fria.

✓ Sucos naturais

Faça seus próprios sucos em casa. Além disso, você deve coar os sucos, eles não podem ter qualquer polpa. Você pode usar as frutas da estação, mas as mais recomendadas são abacaxi, mamão, laranja, maçã e ameixa.

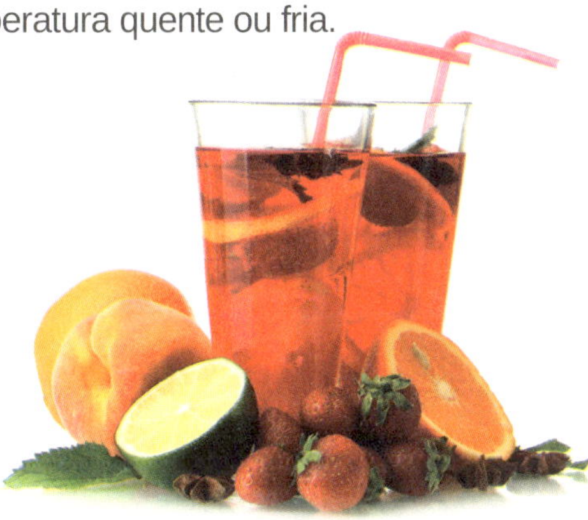

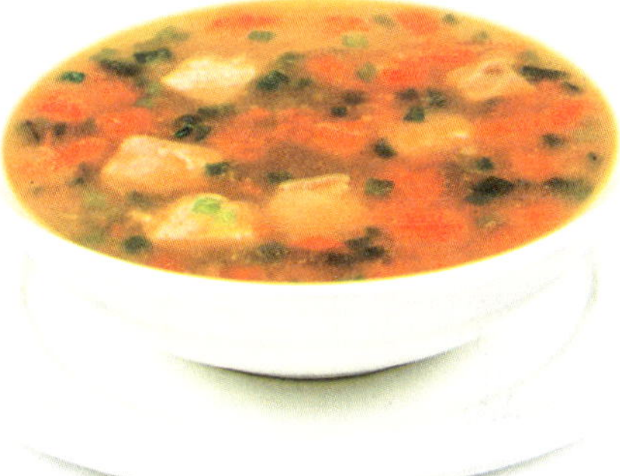

✓ Sopas e caldos vegetais

É importante que as sopas sejam o mais líquidas possível. Você pode usar a pimenta como tempero. Seus efeitos termogênicos são muitos bons para emagrecer. Sopa de aspargos é bastante recomendada pelo alto poder diurético.

Quando fazer a Dieta da LUA

ANTES DE DAR INÍCIO À DIETA, CONFIRA QUAL É A SUA MASSA MUSCULAR ATRAVÉS DO CÁLCULO DO IMC (ÍNDICE DE MASSA MUSCULAR). DESSA FORMA, VOCÊ PODERÁ SABER SE EXISTE ALGUM SOBREPESO QUE JUSTIFIQUE A DIETA. FAZER O CÁLCULO DO IMC É BASTANTE SIMPLES, VEJA COMO:

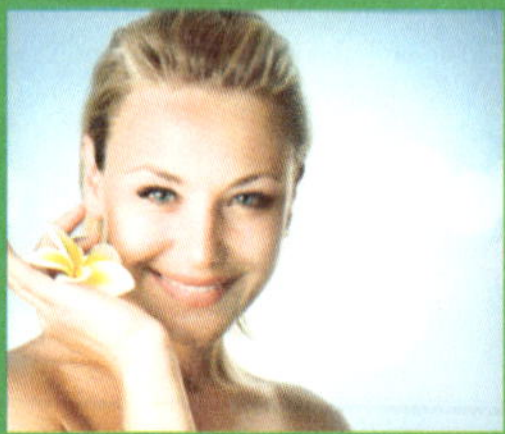

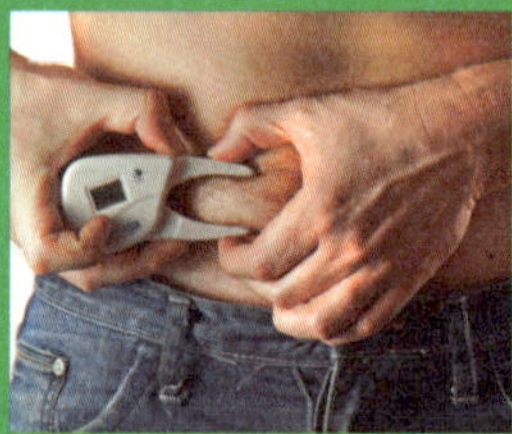

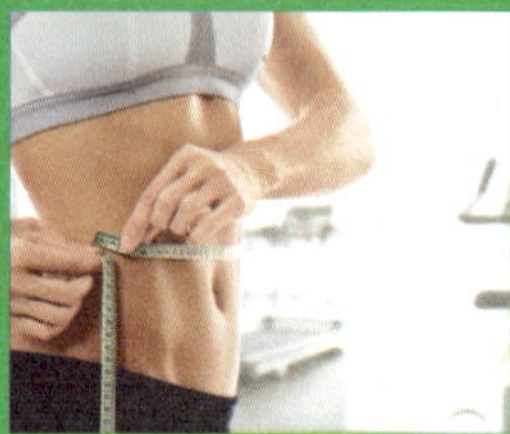

Você descobrirá os valores do IMC dividindo o peso (em quilogramas) pela altura (em metros) ao quadrado. Por exemplo, se você pesa 80 kg e mede 1,80m, a fórmula para o cálculo ficará desta forma:

$$IMC = 80 \div 1{,}80^2$$
$$IMC = 80 \div 3{,}24$$
$$IMC = 24{,}69$$

> *"O cálculo do IMC é a primeira providência a tomar para saber se você deve ou não fazer dieta."*

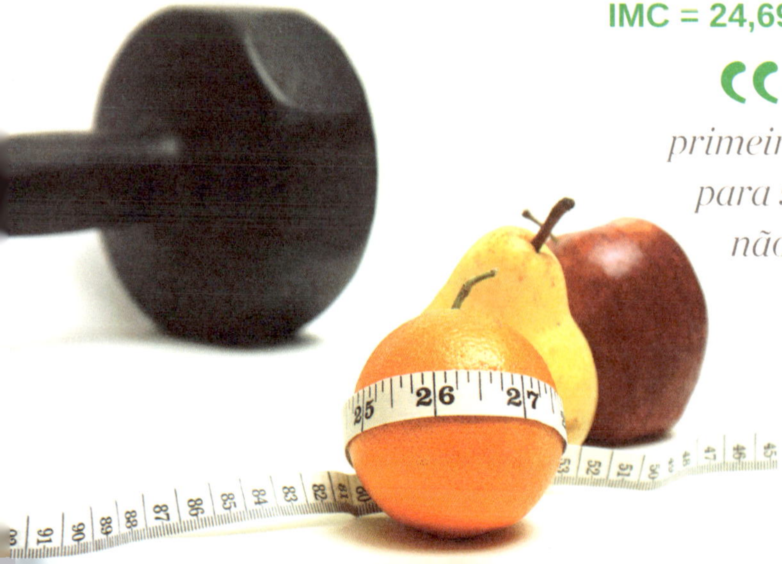

De acordo com a tabela de IMC, você saberá seu peso ideal.

Tabela de IMC

Resultado	Situação
Menos de 17	Muito abaixo do peso
De 17 a 18,49	Abaixo do peso
De 18,5 a 24,99	Peso normal
De 25 a 29,99	Acima do peso
De 30 a 34,99	Obesidade 1
De 35 a 39,99	Obesidade 2 (alta)
Acima de 40	Obesidade 3 (mórbida)

"O exame médico vai determinar sua aptidão para começar a dieta."

Agora que você já sabe o seu índice de massa muscular, você poderá estabelecer quantos quilos deseja reduzir para se manter dentro de uma faixa saudável.

É recomendado que você faça um exame médico para descartar qualquer doença e que consulte um nutricionista para aconselhamento de como conduzir uma dieta equilibrada pelo restante do mês.

Assim como em qualquer empreendimento, para ter sucesso, você deve obedecer todas as etapas a serem seguidas na dieta e respeitar o que pode e o que não pode ser ingerido nos dias de jejum e no restante da semana da dieta. Portanto, nunca é demais repetir: mantenha uma dieta equilibrada, faça atividades físicas e respeite a quantidade de refeições diárias e os horários de consumi-las.

Quando os jejuns são feitos?

Quando acontece a mudança de fase da lua para Cheia ou para Nova. Nessa alteração, durante as próximas 24 horas, consuma apenas líquidos. Para verificar o horário correto de início, observe o calendário lunar. Na internet, você pode conferi-lo no site: **www.calendario-365.com.br**

Quando a manutenção é feita?

Quanto acontece a mudança de fase da lua para Minguante ou para Crescente. Durante o período de 24 horas dessa mudança, você deve fazer a manutenção da dieta, podendo consumir alguns tipos de alimentos sólidos.

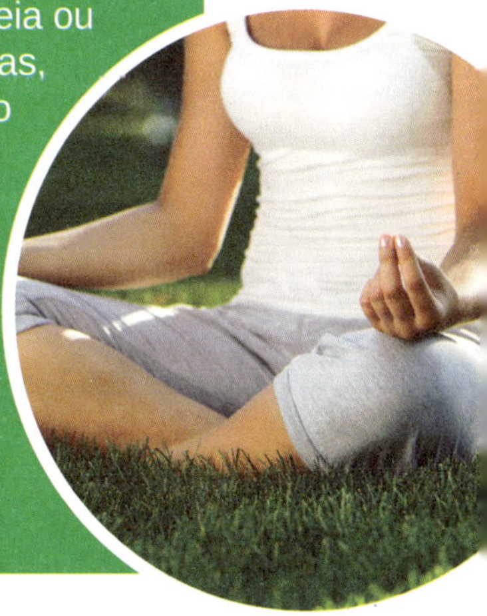

Não tenha medo dos RESULTADOS

É INTERESSANTE QUE, DURANTE A LUA NOVA E A CHEIA, AS FASES EM QUE VOCÊ MAIS PERDERÁ PESO, VOCÊ OBSERVE O SEU CORPO, MAS NÃO SE PESE TODOS OS DIAS OU ATÉ VÁRIAS VEZES NO MESMO DIA.

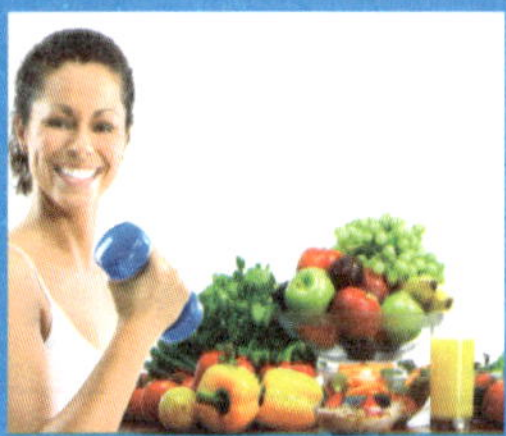

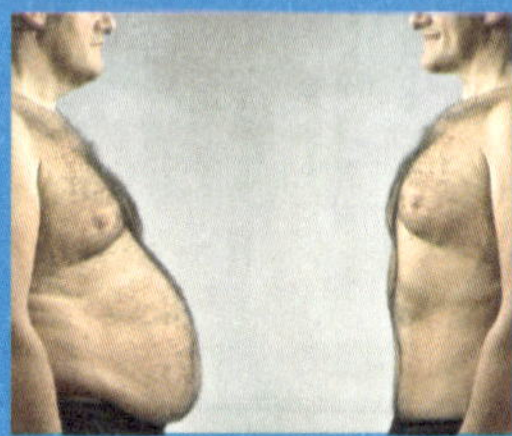

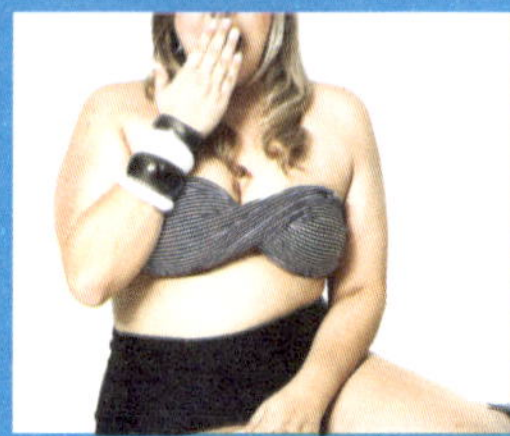

O ideal é que você faça essa pesagem no início e outra ao fim do período da dieta. Mas é muito importante saber que, se você não conseguir diminuir o peso desejado, isso não significa que você falhou. Mesmo que você tenha perdido apenas 100 gramas, isso por si só já será o início de grandes realizações.

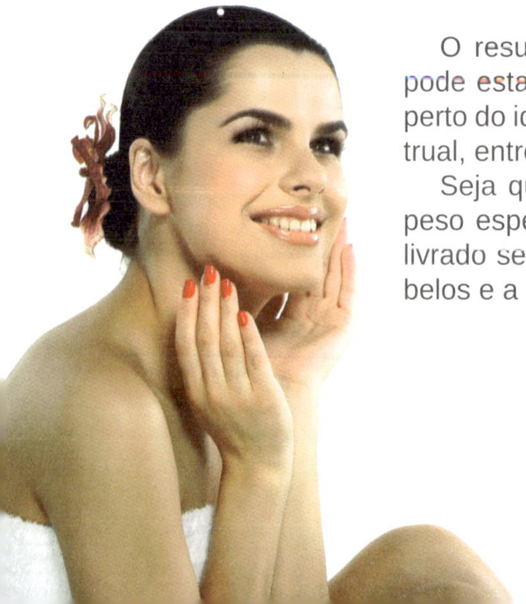

O resultado vai depender de muitos fatores: você pode estar retendo líquidos ou sólidos, seu peso está perto do ideal, você poderá estar no seu período menstrual, entre outros.

Seja qual for a razão para você não ter perdido o peso esperado, não desanime. No mínimo, você terá livrado seu corpo de toxinas, melhorado sua pele, cabelos e a saúde de uma forma geral.

O RESTANTE DO MÊS

Nos outros dias do mês, você deve seguir sua vida normalmente, obedecendo, é claro, a um programa alimentar equilibrado, além de atividades físicas. Não vai adiantar nada se você passar 24 horas se alimentando com líquidos e comer uma feijoada no dia seguinte. Nunca é demais dizer que é muito bom que você consulte um nutricionista para adquirir uma dieta balanceada.

Dica

Se você está acostumada a jejuar, você terá melhores resultados removendo os sucos, caldos e sopas, tomando apenas água ou chás de ervas naturais, como chá verde, durante as 24 horas da virada de fase lunar.

QUEM PODE FAZER A DIETA

- Pessoas que tenham excesso de peso.
- Pessoas que estejam em seu peso ideal, mas que desejam desintoxicar o organismo.

QUEM NÃO PODE FAZER A DIETA

- Gestantes ou que estão tentando engravidar
- Lactantes
- Pessoas com alguma doença ainda não curada
- Pacientes de diabetes e doenças do coração

O QUE NÃO PODE SER CONSUMIDO

No período de 24 horas da mudança de fase lunar, você não pode ingerir:

- Sal
- Açúcar
- Alimentos adoçados
- Refrigerantes
- Bebidas energéticas
- Bebidas à base de soja
- Sopas artificiais
- Sucos artificiais
- Laticínios
- Café
- Adoçantes
- Cigarros

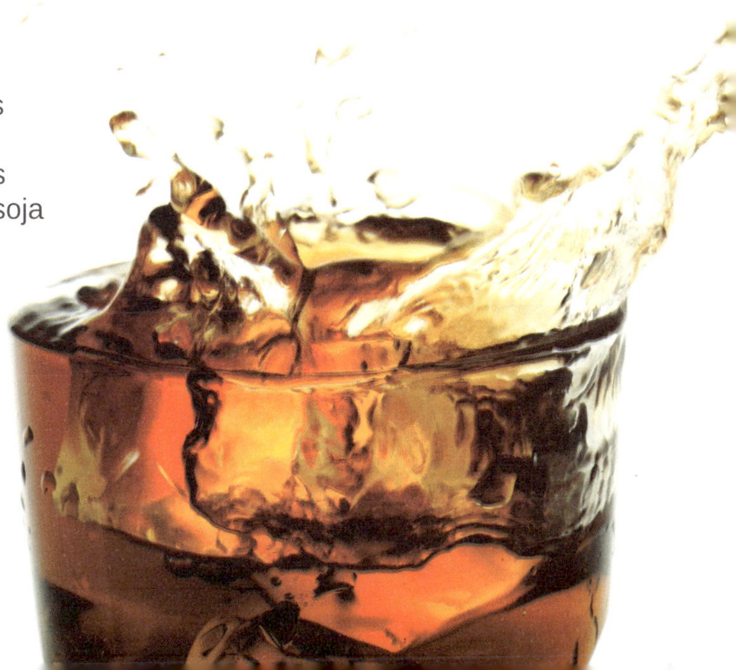

ATENÇÃO
Não é recomendado que se faça a Dieta da Lua por mais de 30 dias.

Dias de "SEMIJEJUM"

NOS DIAS DE TROCA DE FASE PARA MINGUANTE OU CRESCENTE, NAS 24 HORAS SEGUINTES, ALÉM DE LÍQUIDOS, VOCÊ PODERÁ CONSUMIR OUTROS TIPOS DE ALIMENTOS QUE DETALHAREMOS A SEGUIR.

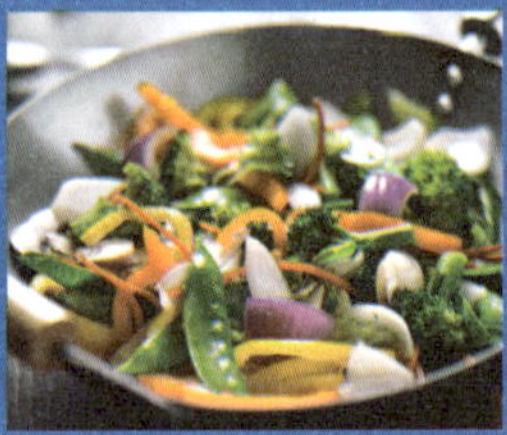

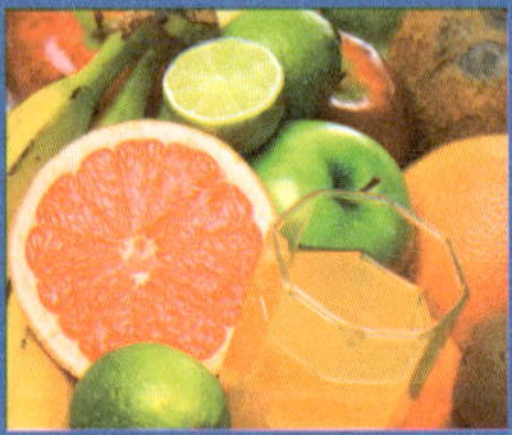

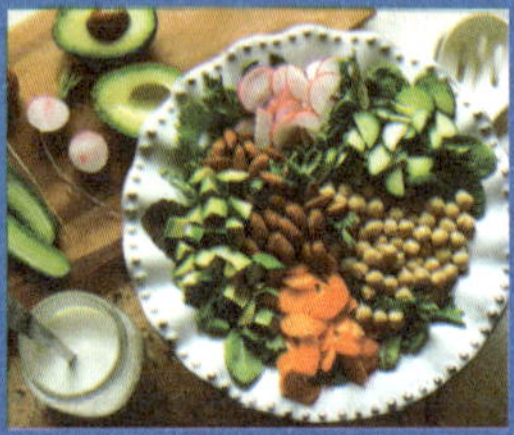

Nesse "semijejum", você deverá escolher apenas uma das opções a seguir para consumir. É importante que você escolha a opção que mais lhe agrada e que também não faça uma mistura entre elas:

OPÇÃO 1 Frutas	OPÇÃO 2 Salgados	OPÇÃO 3 Iogurtes	OPÇÃO 4 Gelatinas	OPÇÃO 5 Caldos

OPÇÃO 1

Você pode consumir frutas da época, mas nada de frutas enlatadas ou com alguma condição artificial. As melhores escolhas são: abacaxi, maçã, laranja, kiwi, ameixa e pêssego. Você pode consumir um total de até seis porções divididas entre café da manhã, lanche da manhã, almoço, lanche da tarde, jantar e ceia.

OPÇÃO 2	Dê preferência a legumes e verduras como alface, agrião, aipo, cenouras, couve etc. Você pode consumir duas porções, uma no almoço e outra no jantar. As saladas podem ser temperadas com uma colher de chá de azeite de oliva e outra de vinagre de maçã. O vinagre de maçã aumenta a secreção de enzimas relacionadas com a digestão de gordura. Se o clima estiver frio, você pode cozinhar os legumes e fazer refeições quentes. Por exemplo, legumes como batata, abóbora e cenoura podem ser consumidos em forma de purê ou em cubos, temperados com uma colher de chá de azeite extra virgem e pimenta a gosto. No café da manhã e nos lanches, você pode bater alguns legumes com sucos de frutas. Cenoura com laranja é ótimo! Outra fruta que cai muito bem é o grapefruit, uma vez que atua como um aliado eficaz para eliminar impurezas do corpo, ajudando a remineralização dos tecidos e inibindo o desenvolvimento de novas células de gordura. Você também pode comer algumas varas de aipo como um lanche.
OPÇÃO 3	Escolha apenas opções naturais e sem nenhuma adição de açúcar. Uma dica que fica deliciosa é misturar iogurte com purê de abóbora (ver receita nesta edição). Você deve tomar um copinho de iogurte no café da manhã, nos lanches e na ceia. O iogurte com purês pode ser consumido no almoço e no jantar. Para dar um incremento ao purê, você pode adicionar uma pitada de pimenta e uma colher de chá de azeite extra virgem. Não utilize sal.
OPÇÃO 4	Escolha gelatinas diet sem nenhuma adição de açúcar ou adoçantes. Se desejar, pode prepará-las com alguns cubos de frutas. Você deve consumi-las divididas em seis porções ao longo das refeições do dia.
OPÇÃO 5	Consuma apenas caldos naturais. Como se trata de um dia de manutenção, os caldos não precisam ser totalmente batidos, podendo-se adicionar legumes picados. Os caldos devem ser divididos em seis porções ao longo das refeições do dia: café da manhã, lanche da manhã, almoço, lanche da tarde, jantar e ceia.

Cardápio da LUA

VOCÊ VAI PRECISAR DE ALGUNS INGREDIENTES BÁSICOS PARA COMPOR DE FORMA BALANCEADA TODO O PERÍODO DA SUA DIETA, SÃO ELES:

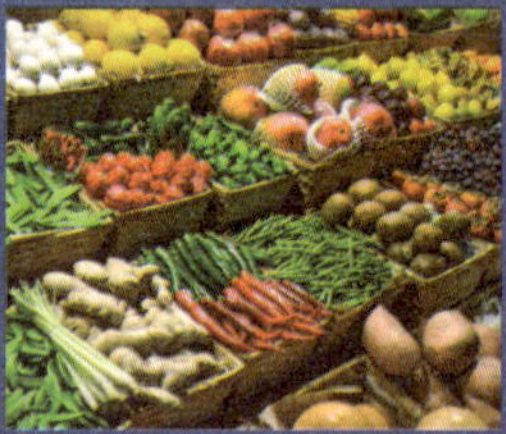 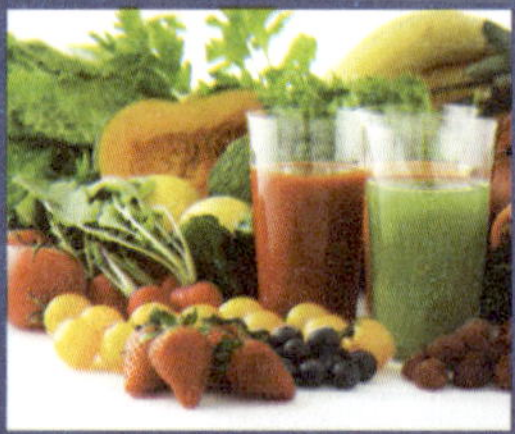 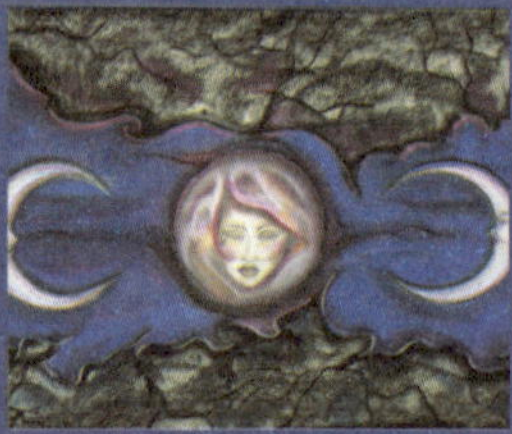

- **UMA GRANDE DIVERSIDADE DE LEGUMES E FRUTAS;**
- **IOGURTES DE SUA PREFERÊNCIA, DESNATADOS E SEM AÇÚCAR;**
- **LEITE DESNATADO;**
- **CHÁS DIVERSOS;**
- **RECEITAS DE VITAMINAS, SUCOS, SOPAS E CALDOS (QUE VOCÊ VÊ NESTA EDIÇÃO);**
- **UM CALENDÁRIO COM AS FASES DA LUA.**

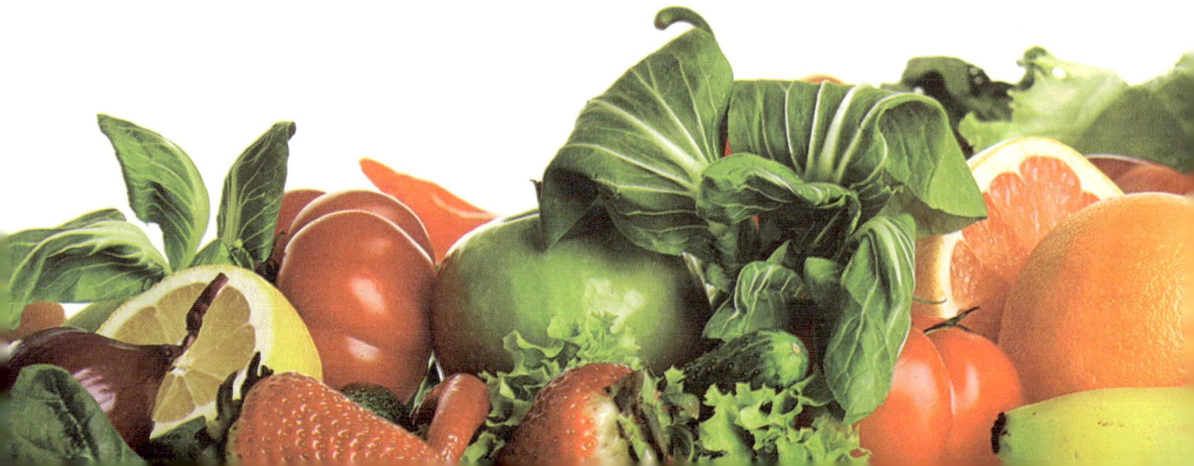

INGREDIENTES PARA SOPAS E CALDOS

Você poderá usar alguns legumes que ajudarão na dieta e que são ricos em vitaminas e nutrientes:

- Chuchu
- Cenoura
- Espinafre
- Abobrinha
- Repolho
- Cebola
- Couve
- Manjericão
- Aipo
- Aspargo

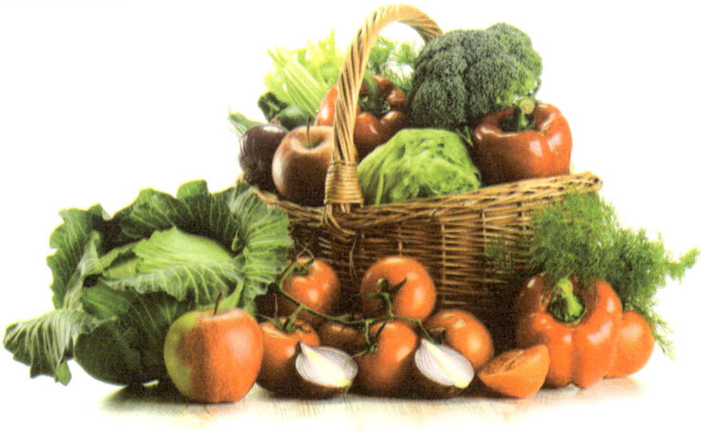

CARDÁPIO

Nos dias de lua Nova ou Cheia, você pode seguir o seguinte cardápio:

Café da manhã	1 suco de frutas natural sem açúcar e 1 xícara de chá de ervas de sua preferência, também sem açúcar ou adoçante.
Lanche da manhã	Cerca de duas horas após o café da manhã, você pode tomar um suco de frutas natural sem açúcar. Escolha uma fruta diferente da usada no café da manhã.
Almoço	Faça uma sopa escolhendo um dos ingredientes que citamos anteriormente, como repolho, espinafre ou chuchu. Se desejar, pode acrescentar cebolas, caldo de galinha ou pedaços de carne. É importante que a sopa seja batida no liquidificador.
Lanche da tarde	Cerca de duas horas após o almoço, tome um copo de suco natural com a fruta de sua preferência. Se desejar, pode adicionar algum legume para ser batido junto com a fruta.
Jantar	Repita a mesma refeição que fez no almoço.
Ceia	Um copo de suco natural de sua preferência.

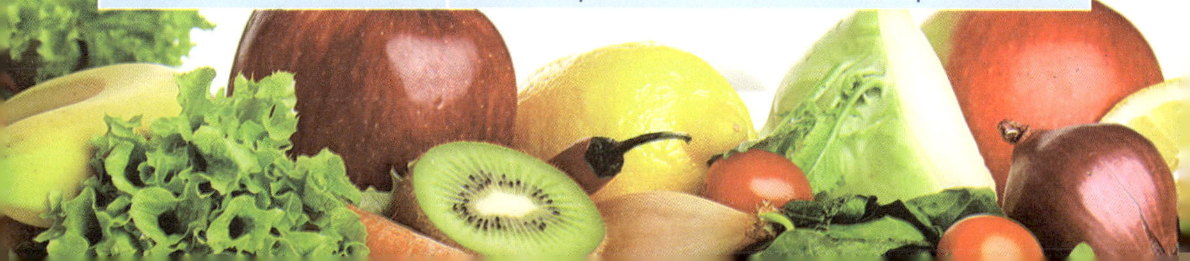

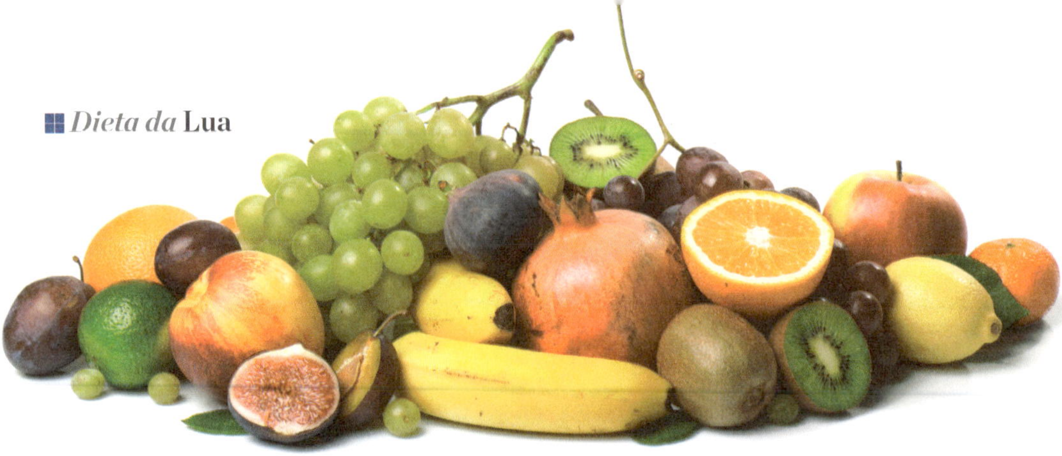

Dicas para a dieta

✓ Tenha diversas receitas de sucos

Quanto mais receitas de suco você tiver, melhor. Escolha as frutas de que você mais gosta e abuse das variações. Isso vai ajudar você a ter variedade e não ficar enjoada facilmente de algum sabor.

✓ Reforce os sucos

Aproveite as horas entre as refeições e tome sucos reforçados, utilizando mais de uma fruta ou acrescentando legumes e verduras. Você terá mais sabor, mais nutrientes e mais saciedade para esperar pela próxima refeição.

✓ Uma colher de aveia

Nos dias em que você só tomará líquidos, pode acrescentar, sem medo, uma colher de sopa de aveia a algum suco ou vitamina. A aveia ajudará no bom funcionamento do intestino.

✓ Frutas fibrosas

Prefira frutas ricas em fibras, como abacaxi, manga, ameixa, entre outras. As fibras ajudaram no funcionamento do intestino e também propiciam mais saciedade.

Nos dias em que for permitido comer uma fruta, coma com casca sempre que possível.

✓ Exercícios

É muito importante que você acrescente à sua vida o hábito de praticar alguma atividade física. Como a Dieta da Lua é composta de praticamente zero carboidratos, escolha atividades de baixo impacto como uma caminhada, por exemplo.

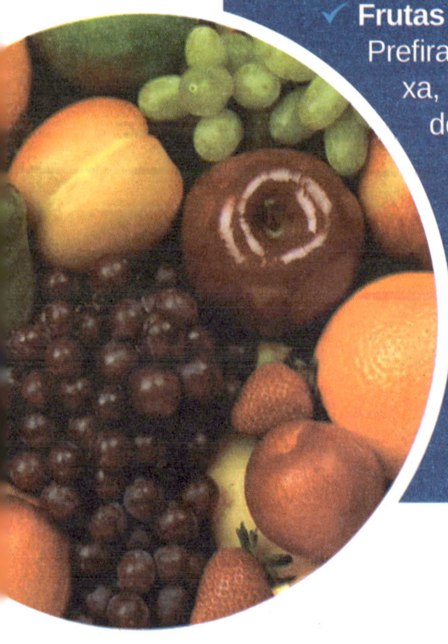

DIETA *de manutenção*

NOS DIAS PRÉ E PÓS-JEJUM, É NECESSÁRIO QUE VOCÊ MANTENHA UM CARDÁPIO EQUILIBRADO PARA NÃO PÔR EM RISCO O PESO PERDIDO.

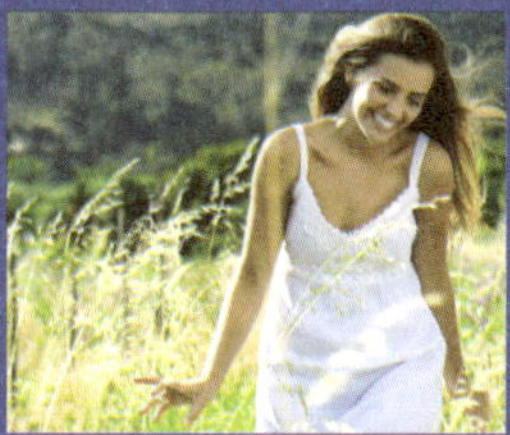

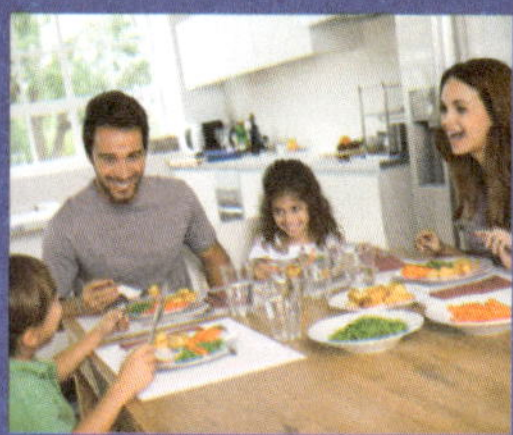

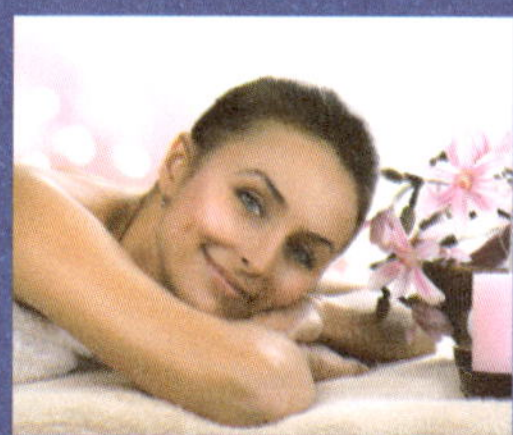

Para isso, veja a seguir alguns grupos de alimentos e como eles podem ser consumidos sem prejudicar sua dieta. Caso você já tenha uma dieta receitada por um nutricionista, não a altere. Se tiver alguma dúvida, consulte-o.

> *"Nenhuma dieta funciona com eficácia sem atividades físicas, portanto, ao fazer a Dieta da Lua, é hora de voltar a praticar seu esporte favorito!"*

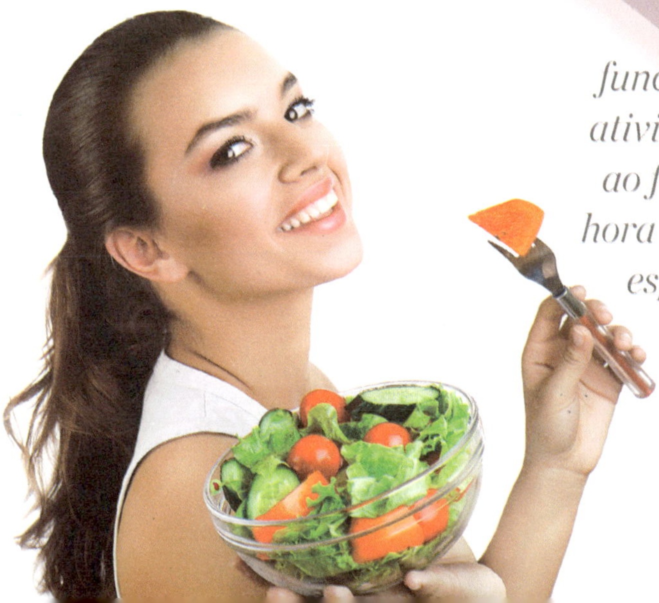

GRUPO DAS FRUTAS	Você pode consumir até 4 porções de frutas por dia. Compre frutas de época e varie sempre. O ideal é que as consuma sempre entre as refeições, e não como sobremesas. Para um lanche ou um petisco, elas são ótimas. Você pode incorporar à sua dieta pequenas porções de frutas secas, que ajudam a diminuir o colesterol e o risco de doenças cardiovasculares, além de colaborar efetivamente com o sistema imunológico e com a prevenção ao envelhecimento.
GRUPO DOS VEGETAIS	Aqui você pode comê-los o quanto desejar para se sentir satisfeita. Os vegetais podem ser frescos (em forma de salada), cozidos ou assados. Use temperos como azeite de oliva, limão ou orégano. Evite temperá-los com sal, mas, se você desejar, use o sal marinho, que é mais saudável, mas apenas uma pitada.
GRUPO DOS CARBOIDRATOS	Tanto para o arroz como para o macarrão, é aconselhável que se consuma pouco. Coma-os, de preferência, no almoço e em pequenas porções. O arroz é melhor se for integral, e as massas, sem recheio.
GRUPO DAS CARNES	Você pode consumir cerca de 150 gramas por dia. Escolha apenas carnes com menos gordura, como aves ou cortes magros de carne vermelha. Faça as porções grelhadas e tempere com pimenta e uma pitada de sal marinho. No caso dos peixes, você pode consumir até 200 gramas. Cozinhe, grelhe ou asse-os e use os temperos com moderação.
GRUPO DOS LATICÍNIOS	O leite deve ser desnatado ou vegetal (amêndoa, coco, arroz etc.). Na categoria dos iogurtes, prefira o grego, por ser mais consistente, conter duas vezes mais proteína e menos açúcar. Já os queijos também devem conter o mínimo de gordura possível. Você pode substituí-los por tofu, uma opção gostosa e saudável. Recomenda-se uma porção diária.

GRUPO DOS PÃES

Aconselha-se pães integrais por possuírem mais fibra e em pequenas porções diárias.

GRUPO DAS BEBIDAS

✓ **Chás**

Pode abusar dos chás em qualquer momento do dia. Lembre-se de não adicionar açúcar ou qualquer outro produto adoçante. O chá verde é uma grande pedida, já que ele possuí propriedades diuréticas, colabora no emagrecimento, é antioxidante e desintoxica o fígado.

✓ **Sucos**

Também pode beber em qualquer momento do dia, sendo sempre de frutas frescas e sem nenhuma substância adoçante. Nos dias que seguem à dieta, você pode tomá-los com a polpa, sem a necessidade de coar.

✓ **Água**

Pelo menos 2 litros por dia, todos os dias.

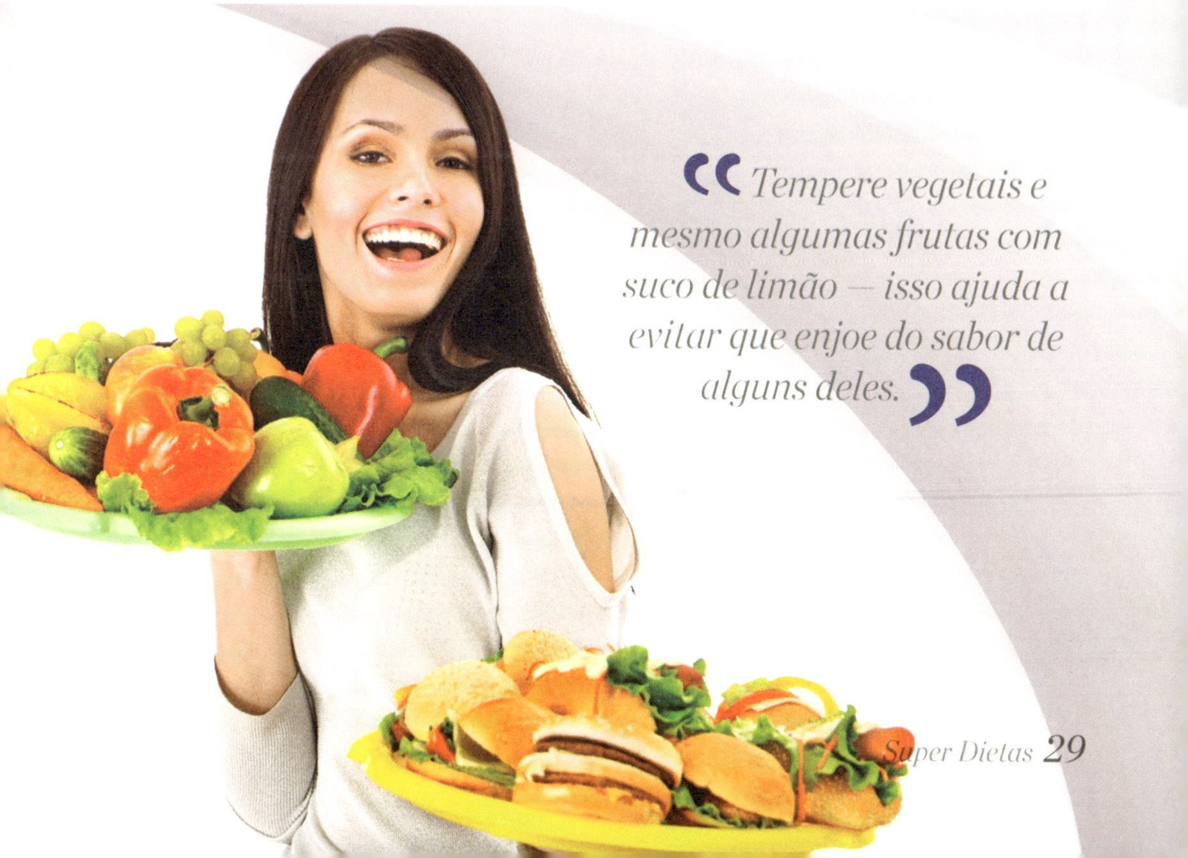

"Tempere vegetais e mesmo algumas frutas com suco de limão – isso ajuda a evitar que enjoe do sabor de alguns deles."

Sugestões para o almoço e o jantar

As diferentes sugestões que daremos a seguir podem ser consumidas na ordem que você desejar, porém, respeitar as quantidades mencionadas. Não se engane pensando que consumindo quantidades menores de comida vai ajudá-la a perder peso, na verdade, é justamente o contrário. Comendo menos, você terá mais fome, e as chances de comer mais na refeição seguinte serão maiores, contrariando todo o esforço da dieta. Tente fazer seis refeições por dia, ajudando o seu metabolismo a funcionar melhor.

NO ALMOÇO

MENU	ENTRADA	PRATO PRINCIPAL
MENU 1	100 g de lentilhas cozidas	100 g de peixe cozido ao forno
MENU 2	50 g de macarrão com molho de tomate natural	200 g de mexilhões cozidos, limpos com limão
MENU 3	200 g de couve-flor cozido no vapor	100 g de frango sem pele e grelhado + porção de salada de folhas
MENU 4	Caldo de legumes com clara de ovo cozida no próprio caldo	100 g de filé de carne magra grelhada
MENU 5	100 g de purê de legumes de sua preferência	100 g de filé de frango assado
MENU 6	salada mista temperada com uma colher de azeite de oliva e limão	uma batata pequena (100 g) cozida e recheada com tofu
MENU 7	porção de 150 g de legumes cozidos no vapor	100 g de carne de porco grelhada e sem gordura

NO JANTAR

MENU	ENTRADA	PRATO PRINCIPAL
MENU 1	200 g de espinafre sauté	100 g de filé de carne magra grelhada
MENU 2	sopa de legumes	120 g de peito de frango assado
MENU 3	uma porção de purê de abóbora	200 g de iscas de peixe
MENU 4	salada mista de alface, cebola e tomate com azeite de oliva	100 g de pescada refogada com tomate
MENU 5	creme de legumes	100 g de filé de frango grelhado
MENU 6	salada verde	150 g de carne magra assada
MENU 7	creme de ervilhas	filé de peixe assado com limão

Cuidados gerais

A Dieta da Lua não é considerada excessivamente restritiva, mas existem alguns cuidados básicos que se deve tomar para evitar possíveis problemas. Não é recomendado que se faça essa dieta por mais de 30 dias. Se você não alcançar seu objetivo de perda de peso, aguarde pelo menos 15 dias antes de reiniciá-la. Para pessoas que desempenham esforço físico intenso em sua rotina diária, é recomendado que se procure um nutricionista para auxiliar na Dieta de manutenção e evitar riscos de fraqueza. Se depois das 24 horas de dieta líquida você sentir dores de cabeça, tontura e/ou fraqueza, é melhor suspender a dieta. Sua saúde vale mais do que qualquer perda de peso.

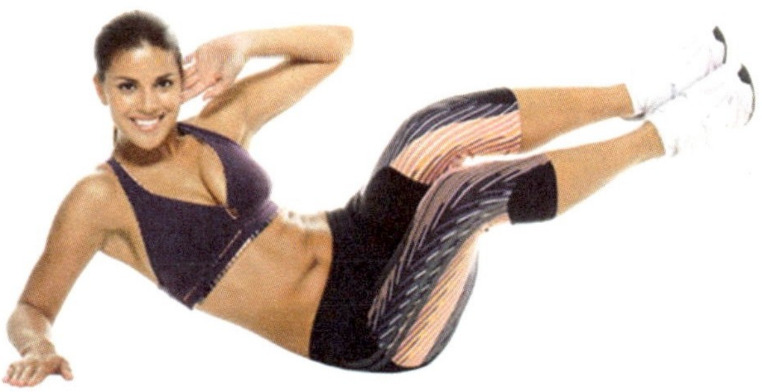

“Suspenda a dieta se sentir dores de cabeça, tontura e/ou fraqueza.”

RECEITAS

CONFIRA ALGUMAS RECEITAS DELICIOSAS PARA FAZER DURANT OS DIAS DE PRÉ E PÓS-JEJUM, ALÉM DE PODER USÁ-LAS ATÉ ME MO FORA DA DIETA DA LUA, SE DESEJAR.

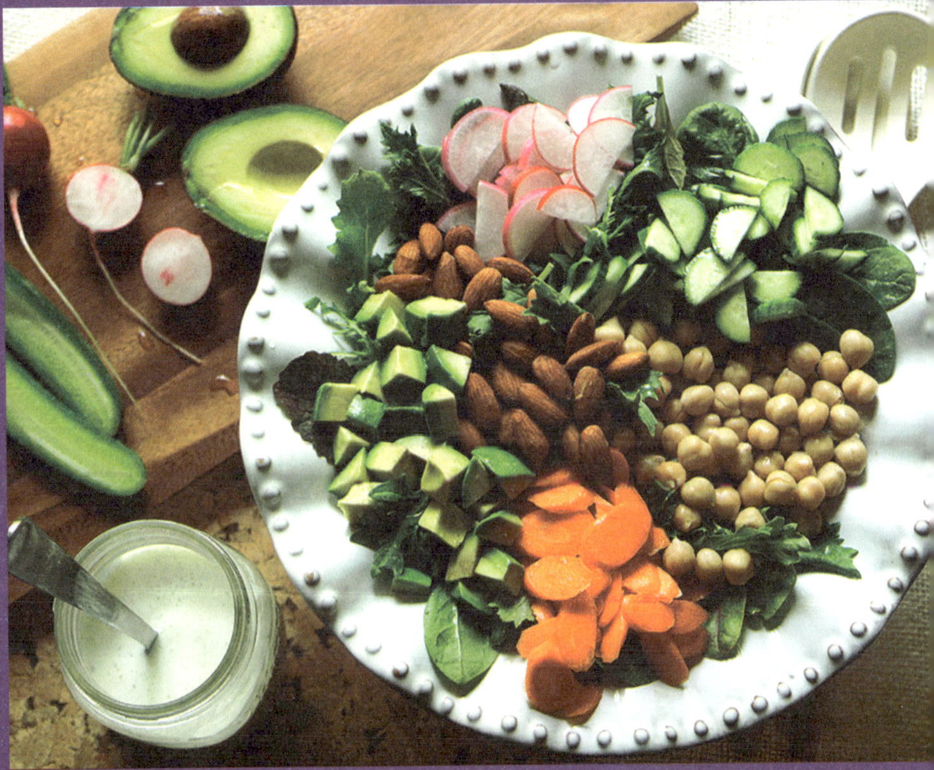

Creme de abóbora com iogurte

Ingredientes:

- ✓ 750 g de abóbora sem casca
- ✓ 50 g de margarina vegetal
- ✓ 3 dentes de alho
- ✓ 1 tablete de caldo de galinha
- ✓ 1 copo de iogurte natural (170 g)

Modo de fazer:

Corte a abóbora em pequenos pedaços.

Em uma panela, coloque a margarina e os dentes de alho picados em fogo baixo. Após refogar o algo, adicione o tablete de caldo de galinha.

Adicione a abóbora em água fervente o suficiente para deixá-la submersa. Tampe e aguarde o cozimento. Quando estiver cozido, aguarde esfriar um pouco. Coloque a mistura em um liquidificador e adicione o copo de iogurte. Bata tudo até adquirir uma consistência homogênea. Sirva em temperatura quente ou fria, como preferir.

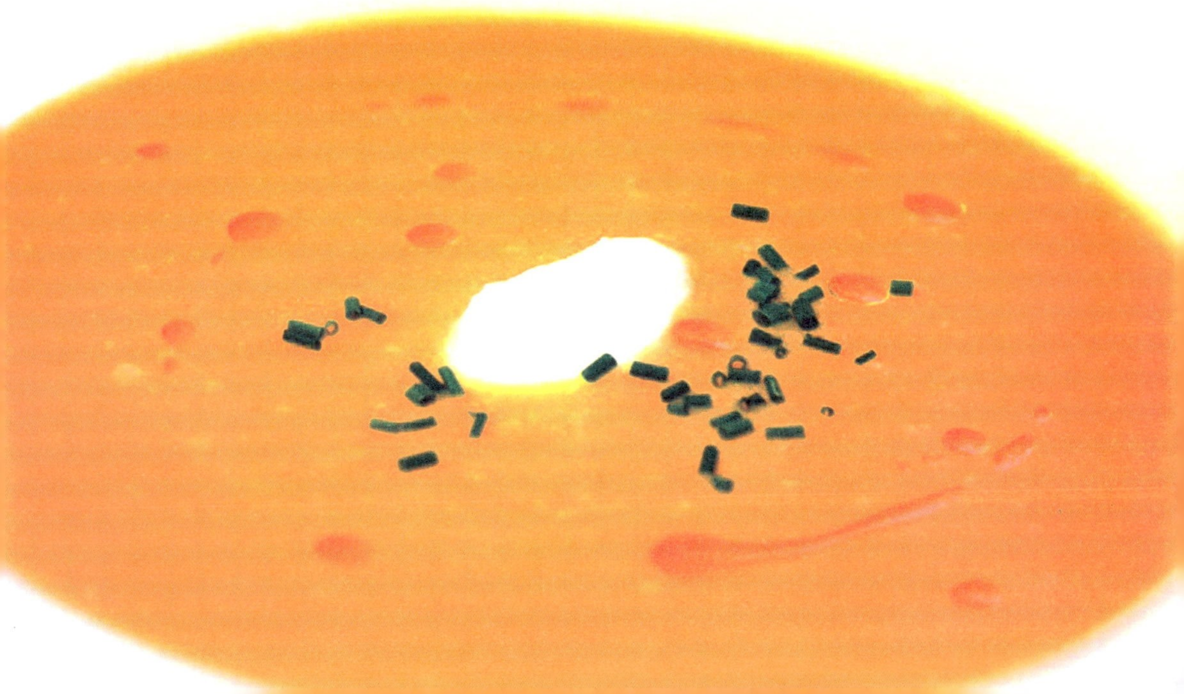

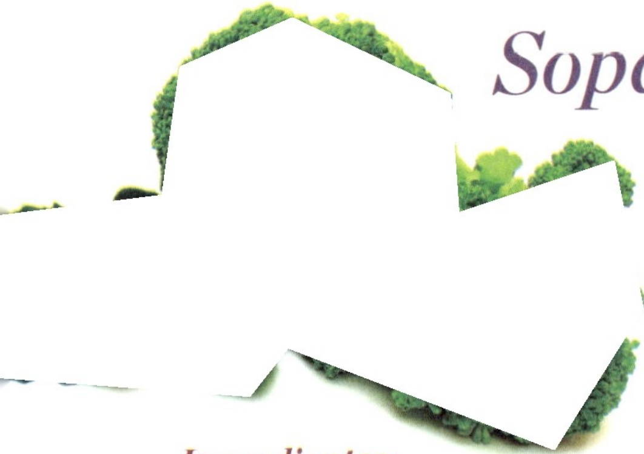

Sopa de talo de brócolis

Ingredientes:

- ✓ 1 maço de brócolis
- ✓ 1 tablete de caldo de galinha
- ✓ ½ maço de salsinha
- ✓ 1 batata pequena
- ✓ 1 cebola pequena
- ✓ Pimenta-do-reino a gosto
- ✓ 1 colher (sopa) de azeite de oliva extra virgem

Modo de fazer:

Em uma panela, junte o azeite e a cebola bem picadinha e espere dourar. Junte o brócolis com o talo e as folhas picados, pique também a batata em cubos e refogue.

Adicione água o suficiente para cobrir o brócolis, adicione o tablete de caldo de galinha, tampe e espere cozinhar por cerca de 30 minutos em fogo médio. Após o cozimento, bata tudo no liquidificador até obter uma consistência homogênea. Se preferir, pode bater rapidamente para deixar alguns pedaços. Acrescente pimenta-do-reino a gosto e sirva.

Sopa de mandioquinha light

Ingredientes:

- ✓ 500 g de mandioquinha sem descascar
- ✓ 1 cebola pequena
- ✓ 1 colher (sobremesa) de margarina vegetal light
- ✓ 2 cubos de caldo de legumes
- ✓ 1 litro de água
- ✓ Cebolinha picada para decorar

Modo de fazer:

Em uma panela de pressão, cozinhe a mandioquinha por cerca de 15 minutos. Em outra panela, refogue a cebola na margarina e junte os tabletes de caldo de legumes dissolvidos em um pouquinho de água.

Aguarde levantar fervura e, em seguida, bata tudo no liquidificador juntamente com a mandioquinha cozida. Retire do liquidificador e leve novamente ao fogo. Cozinhe em fogo baixo até que a sopa engrosse. Sirva e decore com a cebolinha picada.

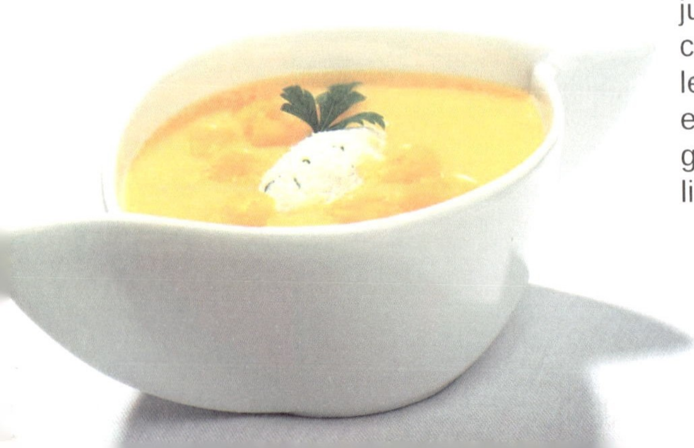

Sopa de peixe

Ingredientes:

- ½ kg de peixe de sua preferência sem pele
- 1 cebola cortada em tiras finas
- ½ repolho roxo cortado em tiras finas
- ½ repolho verde cortado em tiras finas
- 3 folhas de couve cortadas em tiras finas
- 1 maço pequeno de brócolis cortado em pedaços
- ½ maço de agrião cortado em pedaços
- 1 cenoura ralada
- 1 pimentão vermelho cortado em tiras
- Uma pitada de sal marinho
- ½ xícara (chá) de molho shoyu light
- 150 g de tofu em pedaços

Modo de fazer:

Em uma panela, cozinhe o peixe junto com a cebola. Quando o peixe estiver bem macio, adicione todos os outros ingredientes, menos o tofu. Cozinhe por cerca de 20 minutos ou até os legumes ficarem macios. Após o cozimento, retire metade da sopa e bata-a no liquidificador. Feito isso, retorne o conteúdo para a panela. Adicione os pedaços de tofu ao conteúdo da panela para que ele absorva o sabor da sopa. Sirva ainda quente.

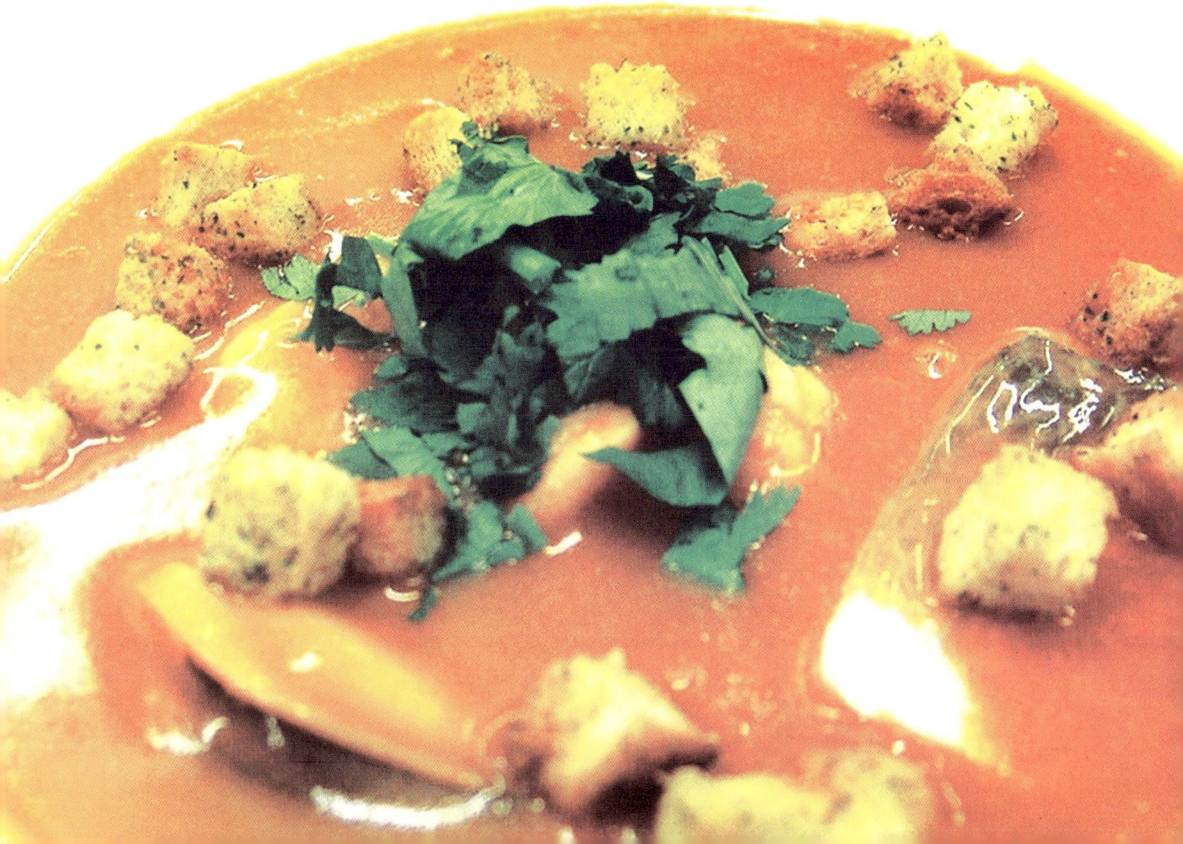

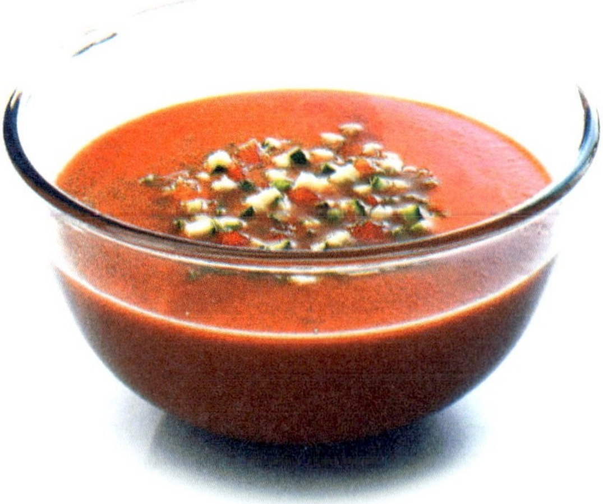

Gaspacho

Ingredientes:

- 1 kg de tomates sem sementes picados em cubos
- 2 pimentões vermelhos cortados em tiras
- 2 cebolas grandes picadas em cubos grandes
- 2 dentes de alho esmagados
- ½ xícara (chá) de salsinha, alecrim e cebolinha picados
- ½ xícara (chá) de azeite de oliva extra virgem
- 2 colheres (sopa) de vinagre balsâmico
- 6 cubos de gelo
- 2 pepinos com casca picados
- 1 xícara (chá) de suco de laranja
- Pimenta-do-reino a gosto

Modo de fazer:

Em um recipiente refratário, coloque os tomates, as cebolas, o alho, os pimentões, o azeite, as ervas e o vinagre. Misture bem e cubra com uma folha de papel-alumínio. Leve à geladeira por pelo menos 6 horas. Retire o refratário da geladeira e retire as ervas. Bata-as no liquidificador juntamente com o suco de laranja, o gelo, a pimenta e os pepinos. Pegue o conteúdo do refratário e coloque em pequenos recipientes de vidro. Junte ao conteúdo batido e sirva gelado.

Creme de feijão com alho-poró

Ingredientes:

- 4 conchas de feijão carioquinha cozido
- 2 colheres (sopa) de requeijão light
- 250 g de couve-manteiga
- 1 cebola pequena
- 1 dente de alho
- 100 g de alho-poró
- 2 folhas de louro
- ½ colher (sobremesa) de margarina vegetal light
- 1 pitada de sal marinho

Modo de fazer:

Em uma panela, adicione a margarina e refogue a cebola picada, o alho esmagado, o louro e o sal. Junte o feijão com o caldo e cozinhe em fogo baixo por cerca de 5 minutos. Após esse tempo, retire as folhas de louro e bata o restante no liquidificador juntamente com o requeijão. Após ter batido, retorne a mistura para a panela e aqueça até engrossar. Sirva em seguida.

Sopa de legumes com creme de queijo

Ingredientes:

- ✓ 1 cenoura picada
- ✓ ¼ de uma abóbora cozida e picada sem casca
- ✓ 1 cebola roxa média
- ✓ 1 abobrinha picada
- ✓ 1 maço de alho-poró picado
- ✓ 1 maço de espinafre picado
- ✓ 2 dentes de alho esmagados
- ✓ 5 vagens picadas
- ✓ 1 batata média
- ✓ 1 caixa de molho de tomate
- ✓ 1 tablete de tempero caipira
- ✓ 200 g de creme de queijo light
- ✓ 1 colher (sopa) de azeite de oliva extra virgem

Modo de fazer:

Em uma panela de pressão, coloque todos os legumes picados e descascados para cozinhar junto com o molho de tomate e o tablete de tempero caipira. Em outra panela pequena, cozinhe apenas a batata. Quando ela estiver cozida, amasse com um garfo e reserve. Quando os legumes estiverem cozidos, acrescente a batata, o creme de queijo e o azeite. Sirva em seguida. Aguarde 10 minutos em infusão e sirva.

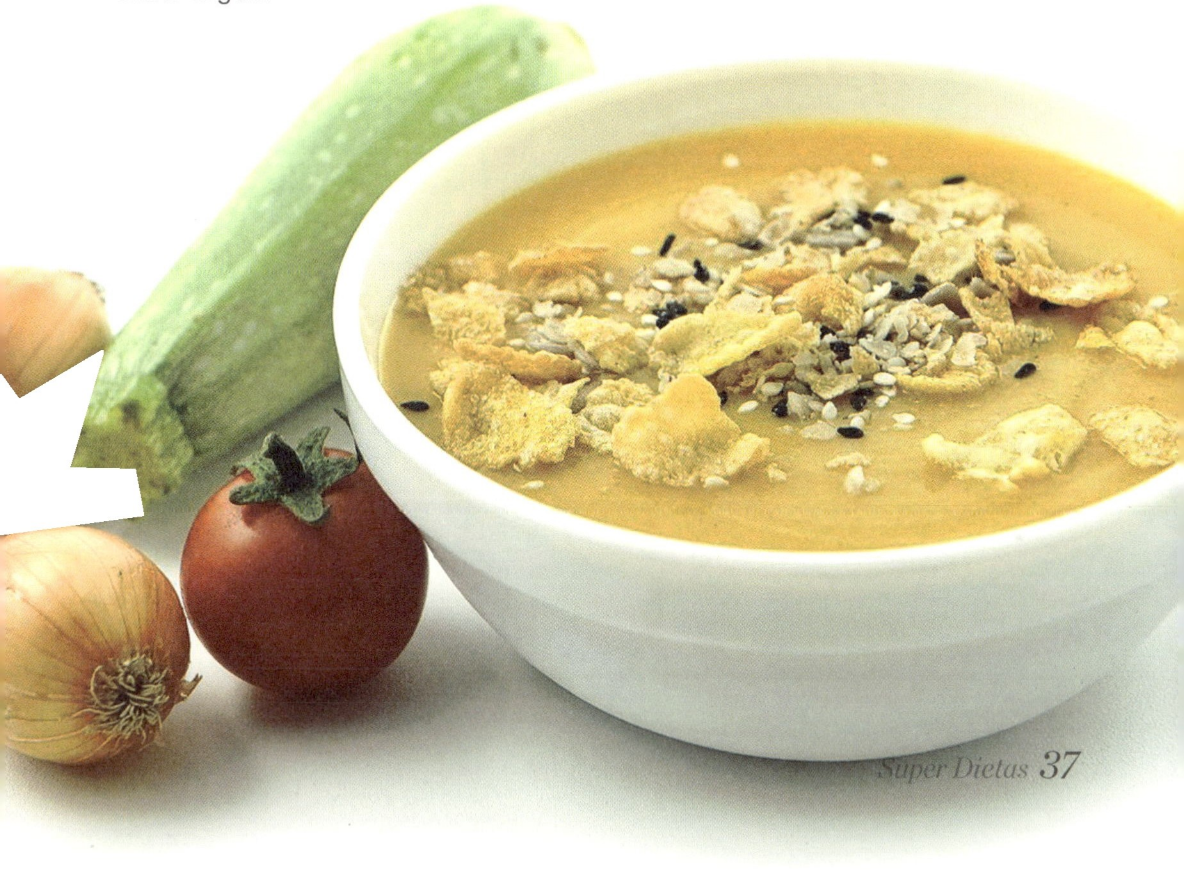

Milkshake de uva com pera

Ingredientes:

- ✓ 100 g de uva escura
- ✓ 300 ml de leite desnatado
- ✓ 1 pera portuguesa picada e sem sementes
- ✓ 1 xícara (chá) de sorvete de creme light (zero açúcar)
- ✓ 2 colheres (sopa) de aveia em flocos

Modo de fazer:

Em um recipiente, coloque o leite e as uvas. Leve ao congelador por cerca de 1 hora. Retire do congelador e bata no liquidificador com a pera picada. Peneire. Retorne o conteúdo para o liquidificador e acrescente o sorvete e a aveia. Bata por alguns segundos até obter uma mistura homogênea. Sirva em seguida.

Chá verde com abacaxi e salsinha

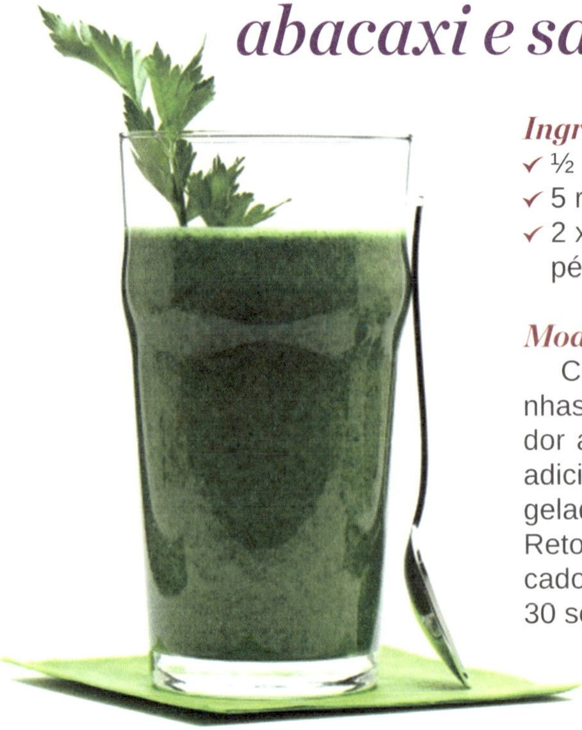

Ingredientes:

- ✓ ½ litro de chá verde
- ✓ 5 ramos de salsinha picados
- ✓ 2 xícaras (chá) de abacaxi pérola picado

Modo de fazer:

Coloque o chá verde em forminhas de gelo e leve para o congelador até ficar firme. No liquidificador, adicione a salsinha e ½ litro de água gelada. Bata por 1 minuto e peneire. Retorne o conteúdo para o liquidificador, adicione o abacaxi e bata por 30 segundos. Sirva.

Batida light de mamão, iogurte e hortelã

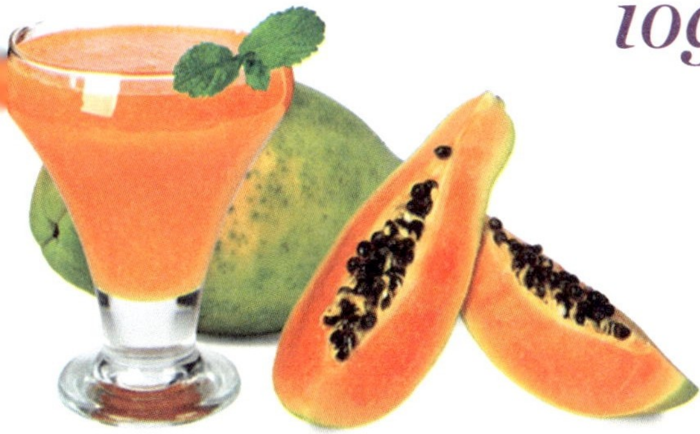

Ingredientes:
- ✓ 50 g de banana-passa cortada em rodelas finas
- ✓ Polpa de 2 mamões papaias picada
- ✓ 10 folhas de hortelã
- ✓ 1 xícara (chá) de iogurte desnatado light
- ✓ ½ xícara (chá) de leite desnatado

Modo de fazer:

Separe alguns copos para servir e arrume as rodelas de banana-passa nas bordas internas. Reserve. No liquidificador, adicione as folhas de hortelã, o iogurte, o leite e a polpa picada. Bata tudo por 1 minuto e despeje nos copos. Sirva.

Batida de laranja-lima com menta

Ingredientes:
- ✓ 3 xícaras (chá) de suco de laranja-lima
- ✓ 8 folhas de menta
- ✓ 1 xícara (chá) de iogurte desnatado light

Modo de fazer:

Coloque 2 xícaras (chá) do suco de laranja-lima em formas de gelo e leve para congelar. Retire metade dos cubos congelados do suco de laranja e coloque em copos para servir. Reserve no congelador. A outra metade de suco congelado, leve ao liquidificador e acrescente a menta e o iogurte. Bata tudo por 1 minuto e despeje nos copos reservados. Sirva.

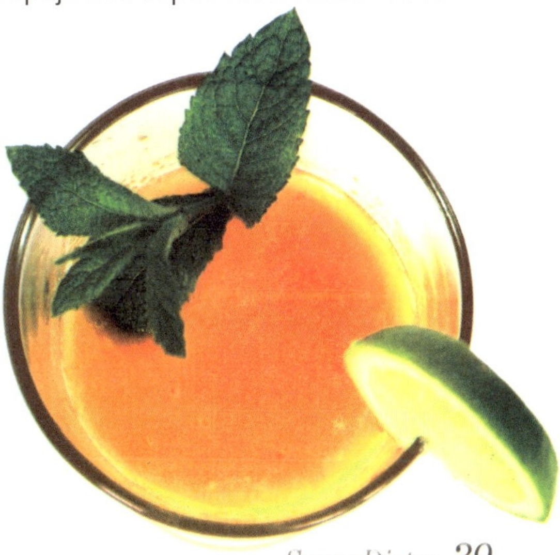

Suco de manga com capim-santo

Ingredientes:

- ✓ 400 ml de chá de capim-santo (faça bem forte)
- ✓ 1 colher (sopa) de gengibre fresco ralado
- ✓ 400 ml de suco de manga

Modo de fazer:

No chá de capim-santo, misture o gengibre ralado. Distribua em copos para servir e leve-os para o congelador por cerca de 1 hora. Retire os copos do congelador, adicione o suco de manga e sirva.

Suco de abacaxi com cenoura

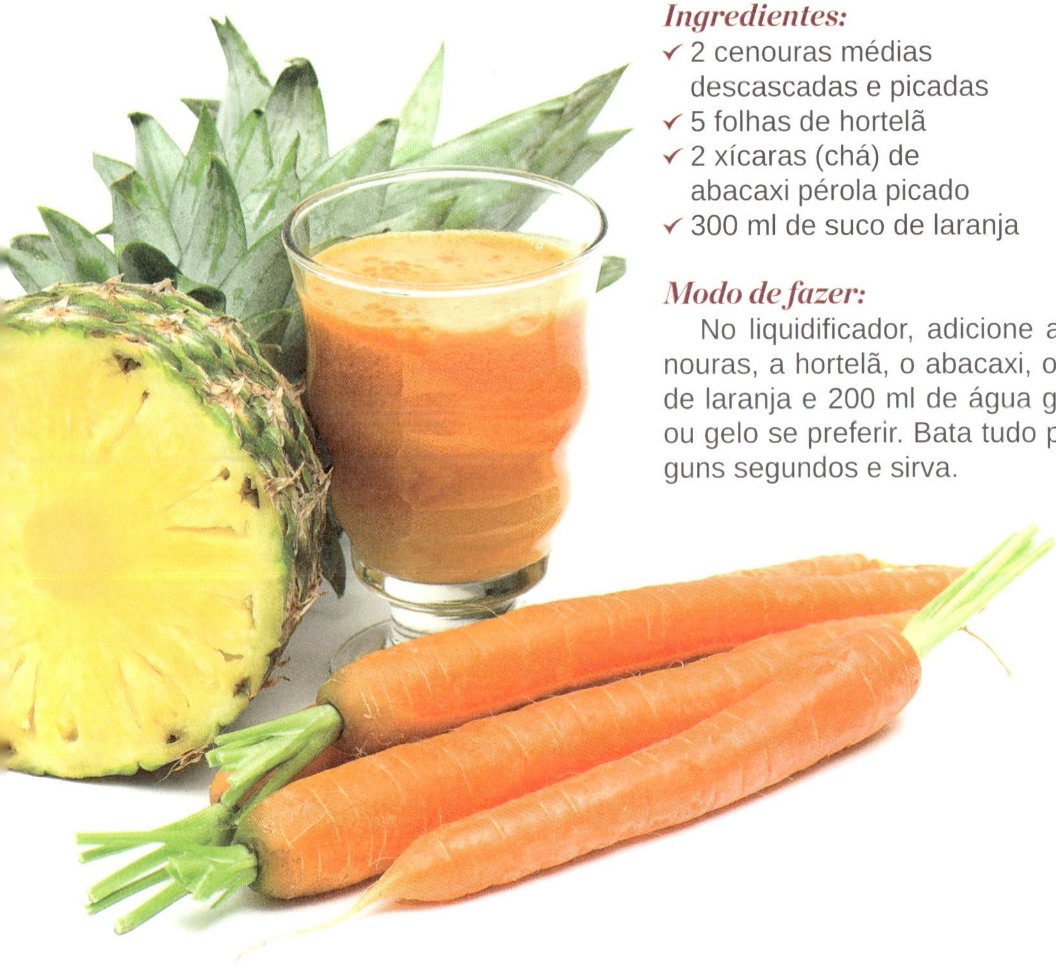

Ingredientes:

- ✓ 2 cenouras médias descascadas e picadas
- ✓ 5 folhas de hortelã
- ✓ 2 xícaras (chá) de abacaxi pérola picado
- ✓ 300 ml de suco de laranja

Modo de fazer:

No liquidificador, adicione as cenouras, a hortelã, o abacaxi, o suco de laranja e 200 ml de água gelada ou gelo se preferir. Bata tudo por alguns segundos e sirva.

Suco diet de laranja, beringela e abacaxi

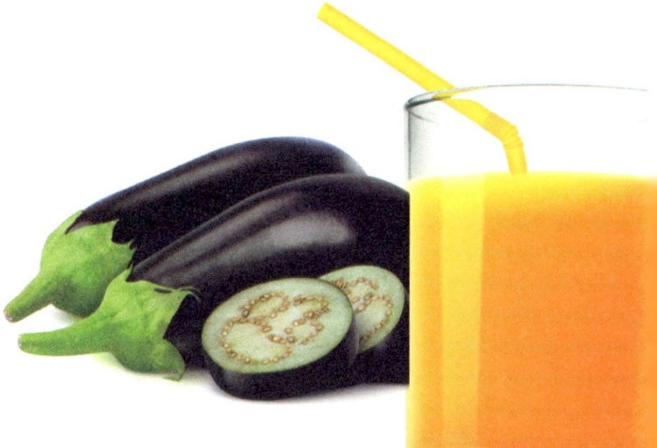

Ingredientes:

- ✓ 250 ml de suco de laranja
- ✓ ½ beringela com casca picada
- ✓ 2 rodelas de abacaxi-pérola

Modo de fazer:

No liquidificador, bata a beringela, o suco de laranja e o abacaxi. Se desejar, adicione gelo e bata por mais alguns segundos. Sirva sem coar.

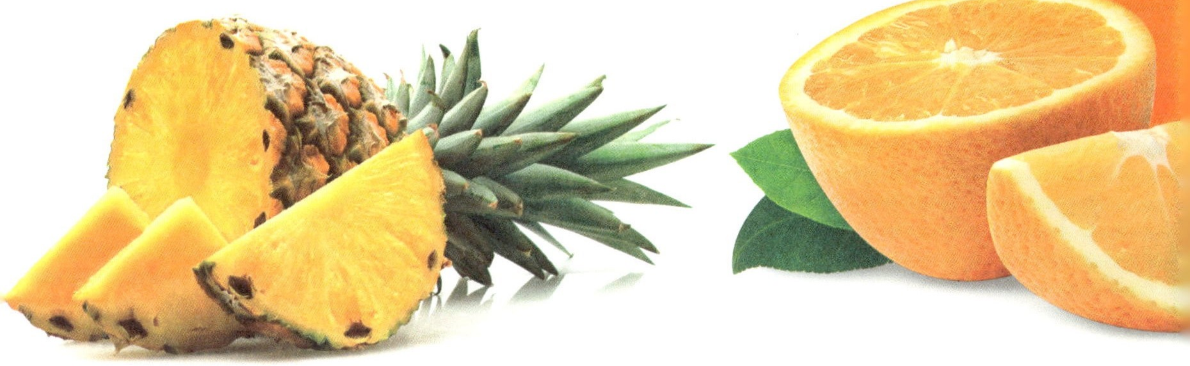

Suco diet de limão-siciliano e capim-limão

Ingredientes:

- ✓ 1 xícara (chá) de folhas de capim-limão picadas
- ✓ 2 copos de água
- ✓ Suco de 2 limões-sicilianos

Modo de fazer:

No liquidificador, bata as folhas de capim-limão com a água. Coe e bata novamente com o suco de limão-siciliano. Acrescente gelo, se preferir, e sirva.

Vitamina de frutas cítricas com fibras

Ingredientes:
- ½ maçã verde
- ½ kiwi
- ½ pera
- 3 laranjas picadas
- 1 copo de leite desnatado
- 2 colheres de creme de leite light
- 1 colher (sopa) de semente de chia
- 1 colher (sopa) de farelo ou fibra de trigo
- 1 colher (sopa) de aveia fina
- 4 cubos de gelo

Nota: A chia deve ser hidratada. Deixe-a de molho de um dia para o outro.

Modo de fazer:

Bata todos os ingredientes no liquidificador e adicione água conforme a necessidade. Coe e sirva em seguida.

Suco de frutas vermelhas

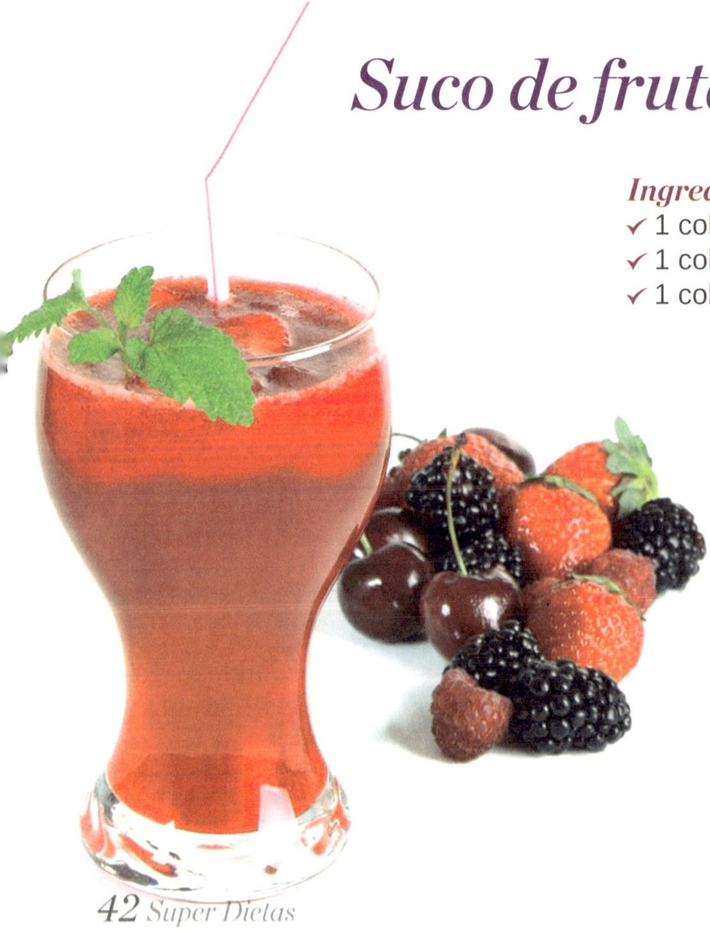

Ingredientes:
- 1 colher (sopa) de linhaça marrom
- 1 colher (sopa) de farelo de trigo
- 1 colher (chá) de semente de chia
- 1 pedaço pequeno de gengibre ralado
- 50 g de Goji Berry
- 4 morangos
- 4 lichias
- ½ maçã
- 6 acerolas

Modo de fazer:

Bater todos os ingredientes no liquidificador adicionando água até obter a consistência desejada. Coe e sirva em seguida.

Suco emagrecedor de maçã verde com linhaça

Ingredientes:

- 200 ml de água
- 1 maça verde
- 1 colher (sopa) de farinha de banana verde
- 1 colher (sopa) de linhaça
- 1 colher (sopa) de mel

Modo de fazer:

Bata todos os ingredientes no liquidificador. Coe e sirva em seguida.

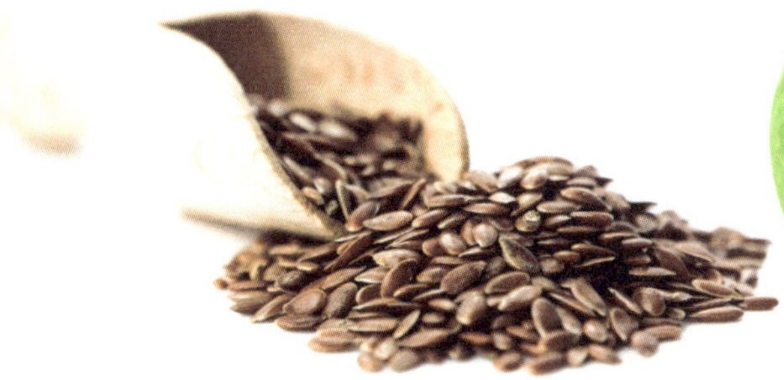

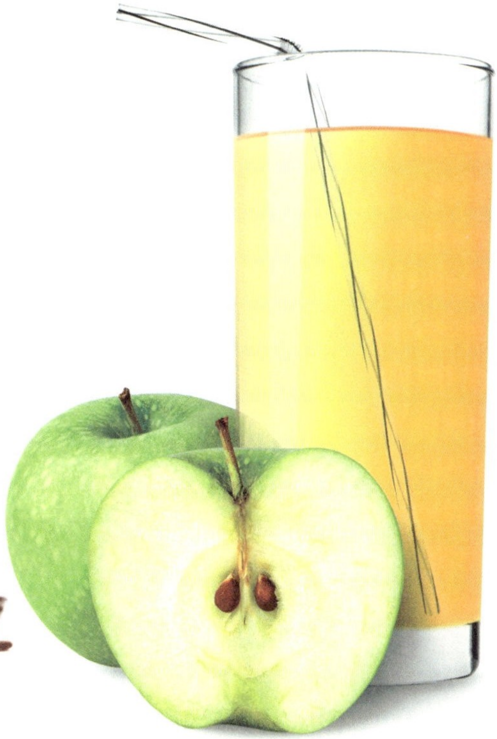

Chá de amora natural

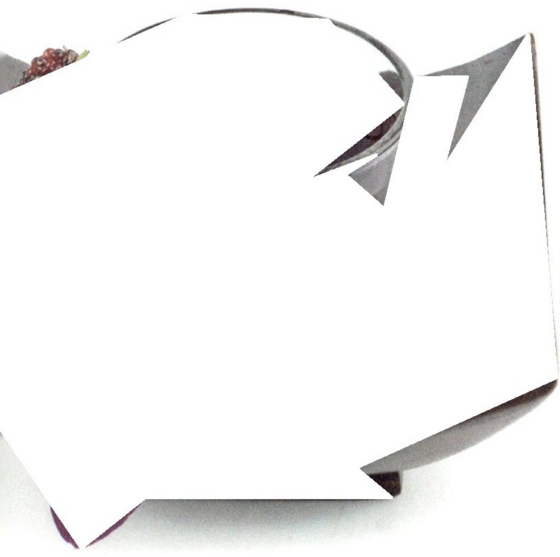

Ingredientes:

- 6 folhas de amora
- 1 litro de água

Modo de fazer:

Leve a água para ferver. Quando levantar fervura, desligue o fogo e adicione as folhas de amora. Tampe e aguarde 5 minutos. Sirva em seguida.

Maionese de cenoura

Ingredientes:

- 1 cenoura sem casca e picada
- 4 colheres (sopa) de leite desnatado gelado
- ½ xícara (chá) de óleo de milho ou azeite de oliva
- 1 colher (sopa) de salsinha picada
- 1 pitada de sal marinho

Modo de fazer:

Bata a cenoura e o leite no liquidificador por 1 minuto. Não desligue o aparelho e acrescente o óleo aos poucos. Continue batendo até ficar com consistência de maionese. Tempere com a salsinha e o sal.

Salada grega simples

Ingredientes:

- 1 pé de alface lisa
- 2 tomates holandeses picados em cubos
- 1 pepino caipira pequeno sem casca e sem sementes
- 1 cebola roxa pequena cortada em tiras
- 50 g de azeitonas pretas descaroçadas
- 50 g de azeitonas verdes descaroçadas
- 50 g de queijo feta picado
- ½ xícara (chá) de vinagrete de limão
- Salsinha picada a gosto

Modo de fazer:

Lave as folhas de alface, seque-as e corte-as ao meio. Coloque-as em um refratário e adicione os tomates, o pepino, a cebola, as azeitonas, o queijo feta, o vinagrete de limão e a salsinha.

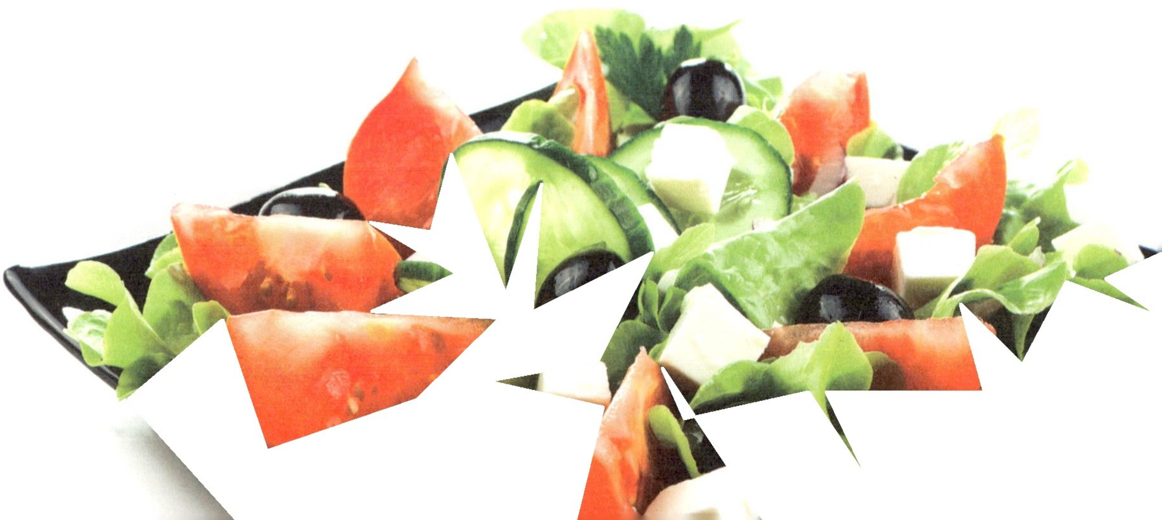

Tabule

Ingredientes:

- 1 xícara (chá) de trigo para quibe
- 2 tomates médios picados e sem sementes
- ½ xícara (chá) de salsinha picada
- ½ maço de hortelã picado
- 2 pepinos japoneses médios sem casca e sem sementes
- 1 cebola média picada
- 3 colheres (sopa) de azeite de oliva extra virgem
- ½ colher (sobremesa) de sal marinho
- 1 colher (chá) de pimenta síria em pó

Modo de fazer:

Em um recipiente, lave o trigo, escorra a água e adicione 1 litro de água. Deixe de molho por 1 hora. Em seguida, escorra a água do molho e deixe o trigo o mais seco possível. Uma dica é colocar o trigo em um pano de prato limpo e apertá-lo bem até sair toda a água. Coloque-o em uma tigela, adicionando os tomates, a salsinha, a hortelã, os pepinos, a cebola, o azeite de oliva, o sal e a pimenta-síria. Misture bem e sirva.

Salada de broto de feijão

Ingredientes:

- 1 xícara (chá) de broto de feijão
- 1 xícara (chá) de soja cozida
- 1 xícara (chá) de tomate picado sem pele e sem sementes
- ½ xícara (chá) de cebola picada
- ½ xícara (chá) de salsinha picada
- ½ xícara (chá) de cebolinha picada
- 1 pitada de sal marinho
- Pimenta-do-reino a gosto
- 2 colheres (sopa) de azeite de oliva
- 1 dente de alho triturado

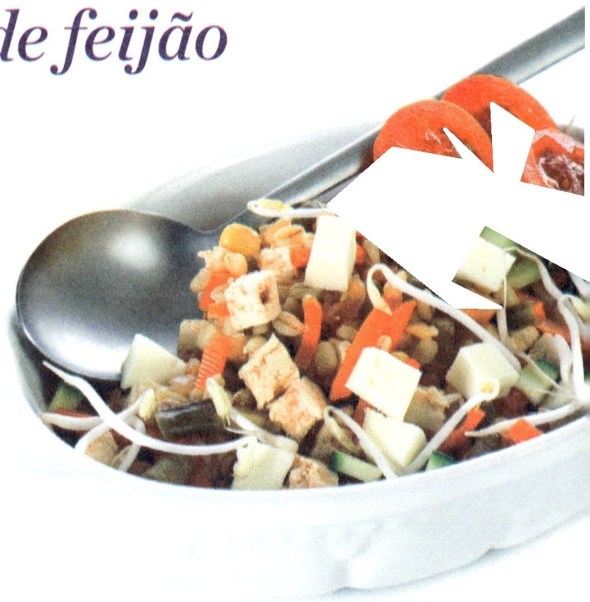

Modo de fazer:

Em um refratário, ponha os brotos de feijão e escalde-os com água fervendo. Escorra a água e coloque-os em outro recipiente. Adicione a soja, tomate, cebola, salsinha, cebolinha, sal e a pimenta-do-reino e misture bem. Reserve. Refogue o alho no azeite, deixe esfriar e junte à salada. Sirva em seguida.

Salada de maçã verde com amêndoas

Ingredientes:

- ✓ 2 colheres (sopa) de vinagre de maçã
- ✓ 1 colher (sopa) de cebolinha picada
- ✓ 2 colheres (sopa) de mostarda
- ✓ 5 colheres (sopa) de azeite extra virgem
- ✓ ½ xícara (chá) de queijo gorgonzola light esmagado
- ✓ 1.½ xícara (chá) de maçã verde picada
- ✓ 1.½ xícara (chá) de salsão picado
- ✓ 2 miolos de escarola cortados em fatias
- ✓ ½ xícara (chá) de amêndoas torradas e trituradas
- ✓ Pimenta-do-reino moída a gosto
- ✓ Passas brancas e pretas sem sementes a gosto

Modo de fazer:

Em um recipiente, misture o vinagre com a cebolinha, a mostarda e o azeite. Adicione 2 colheres (sopa) de queijo gorgonzola e misture. Reserve. Em outro recipiente, misture a maçã, o salsão e adicione 2 colheres do molho. Antes de servir, ponha a escarola em pratos individuais, acrescente a maçã, o salsão e salpique as amêndoas trituradas. Sirva com o molho e o queijo restantes.

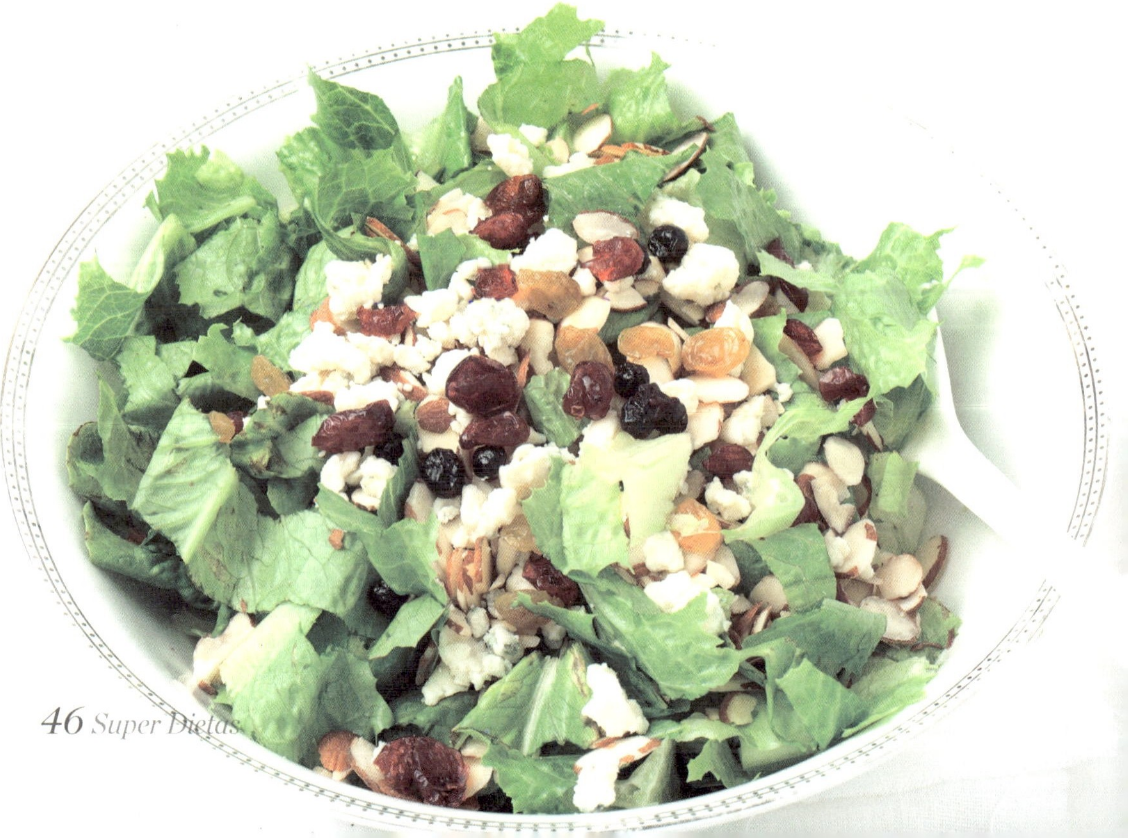

DICAS

RECOMENDAÇÕES

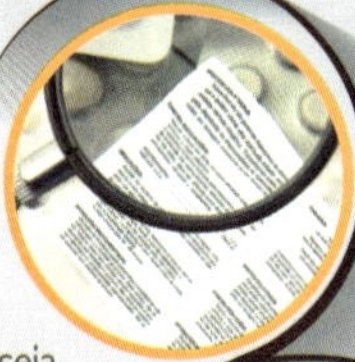

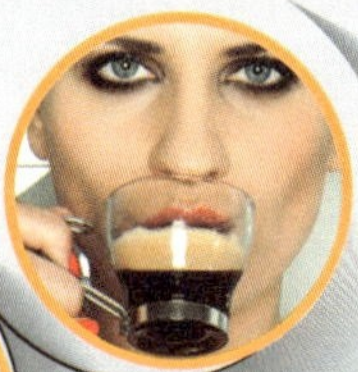

Conhecimento

Antes de adquirir qualquer produto, seja um medicamento ou mesmo itens para a sua dieta, saiba o máximo possível sobre eles. Leia os rótulos, saiba o que compõe determinado alimento, fique atenta à validade. Da mesma maneira, informe-se a respeito das qualificações dos profissionais que a atendem.

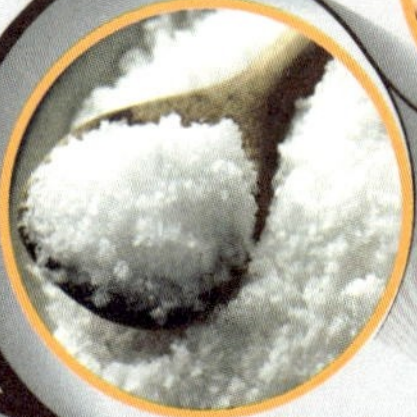

Moderação

Todos os dias, nós usamos tantos ingredientes no preparo dos alimentos que alguns passam despercebidos. Saiba que aquela pitada de sal a mais, o açúcar extra no cafezinho e os temperos industrializados em excesso podem causar problemas de saúde a longo prazo, como diabetes, hipertensão e obesidade.

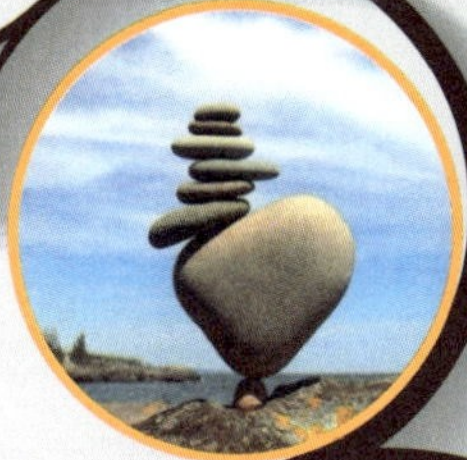

Atenção

Nós sabemos que é grande a tentação de experimentar aquele produto vendido pela TV ou tentar as técnicas que "famosos" usam para emagrecer. Nunca aceite como única verdade o que a imprensa vende. Procure saber a procedência dos produtos e a eficácia das dietas para o seu caso. Não creia em fórmulas fáceis.

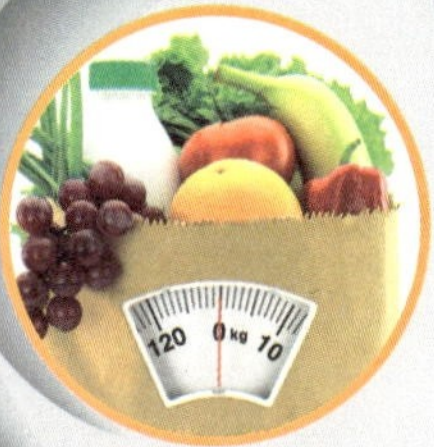

***

Essas recomendações básicas são úteis para executar qualquer tipo de mudança em sua vida. O sucesso em uma dieta não vem de promessas milagrosas, mas depende apenas de você!

10 DICAS PARA UMA BOA *Dieta*

1 **Adeus ao sedentarismo** – Manter-se ativa é uma das melhores escolhas que você pode ter na vida. Exercícios são sinônimo de saúde e corpo em forma!

2 **Não fume** – Não precisa nem falar de todos os males que o cigarro pode causar ao seu organismo, não é?

3 **Coma devagar** – Aprecie suas refeições e mastigue os alimentos calmamente, apreciando cada mordida.

4 **Visite um médico** – Para ter certeza de que sua dieta será feita de forma saudável, procure sempre a orientação de um profissional.

5 **Não se estresse** – A comida pode ser uma válvula de escape para a ansiedade. Pratique atividades que lhe deem prazer e não se deixe levar pelo estresse.

6 **Coma bem** – Além do período de dieta, invista em alimentação saudável e equilibrada por toda a sua vida.

7 **Saúde vem primeiro** – Lembre-se que sua saúde é mais importante do que perder medidas. Coma para viver e não viva para comer.

8 **Beba água** – No trabalho ou em casa, beba bastante água sempre. Em torno de 2 litros por dia é o ideal.

9 **Motive-se** – Seja qual for a dieta escolhida, esteja sempre motivada. Mesmo que você não alcance seu objetivo inicialmente, você poderá fazer melhor.

10 **Porções moderadas** – É fundamental que você coma o essencial e sem exageros para não comprometer todo o esforço da dieta.

EDITORA NOVA FRONTEIRA PARTICIPAÇÕES S.A. Rua Nova Jerusalém, 345 – CEP 21042-235. Bonsucesso – Rio de Janeiro – RJ. Tel.: (21) 3882-8200 fax: (21) 3882-8212/8313

PUBLISHER
Kaíke Nanne
EDITORA EXECUTIVA
Carolina Chagas
COORDENAÇÃO DE PRODUÇÃO
Thalita Aragão Ramalho
REVISÃO
Samuel Gonçalves

PROJETO E REALIZAÇÃO
CRIATIVO
MERCADO EDITORIAL

PUBLISHER
Carlos Rodrigues
DIRETORA FINANCEIRA
Esilene Lopes de Lima
AUTOR
Alexandre Cavalcanti
DIREÇÃO DE ARTE
Marcelo Almeida
EDITOR
René Ferri
IMAGENS
Shutterstock.com

SOBRE O AUTOR
Alexandre Cavalcanti

Jornalista, redator e produtor de revistas e livros. Desde o ano 2001 já participou da elaboração de mais de 100 títulos incluindo assuntos como entretenimento, saúde, política, qualidade de vida e educação. Além disso, colaborou para o desenvolvimento de eventos e publicações independentes.